Morandin

Wie Kommunikation im Autismus-Spektrum gelingt

Für meinen Vater, der von diesem Buch wusste, stolz darauf war, aber es nicht mehr in Händen halten kann.

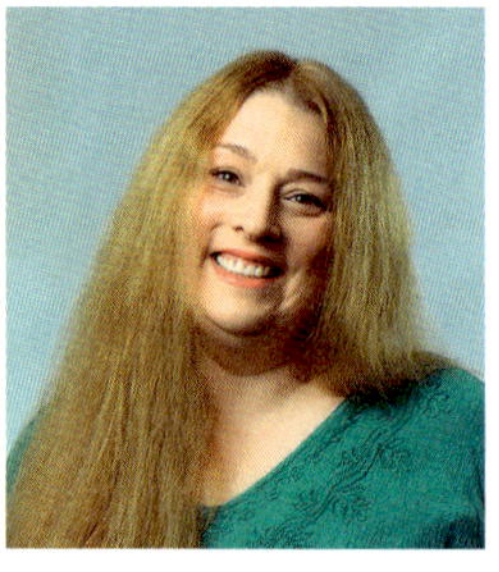

Anika Morandin hat als Logopädin, Autismus- und Mutismustherapeutin in verschiedenen Praxen gearbeitet und die Frühförderstelle der Lebenshilfe e. V. unterstützt. Als Lehrlogopädin an der amt-Gesundheitsakademie in Recklinghausen Vest bildet sie Logopäden, Ergotherapeuten und Physiotherapeuten aus. Sie ist Fachkraft für Unterstützte Kommunikation und hat einen Abschluss in Pädagogik und Kinderpsychologie sowie in Traumatherapie und Traumapädagogik.

Anika Morandin

Wie Kommunikation im Autismus-Spektrum gelingt

Einander besser verstehen:
Wege zu einem positiven Miteinander

Ratgeber für Betroffene, Angehörige und Therapeuten

TRIAS

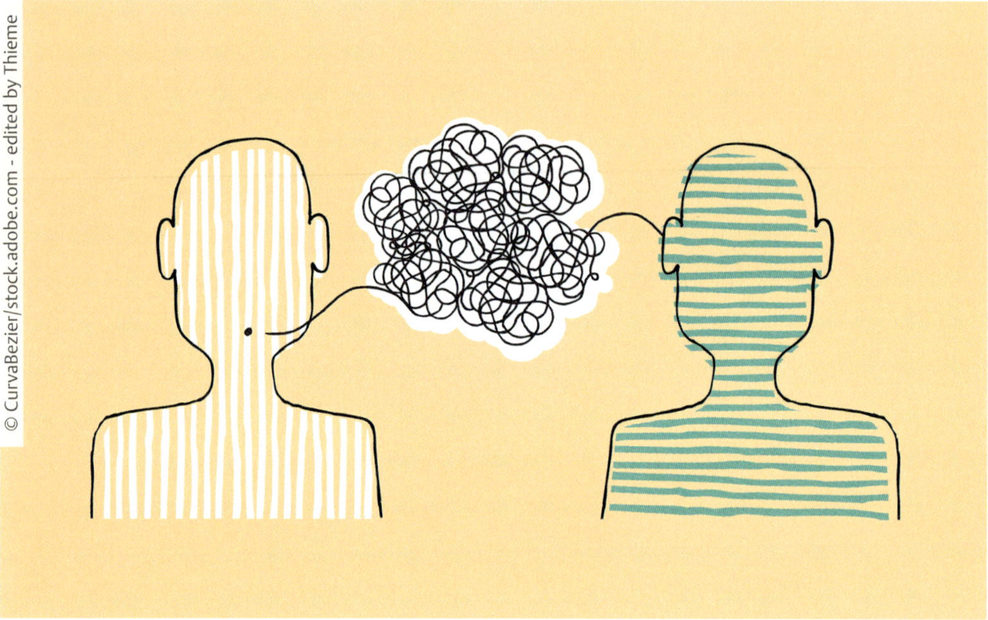

© CurvaBezier/stock.adobe.com - edited by Thieme

Liebe Leserinnen und Leser,

ein positives Miteinander – das ist es, was sich Menschen mit Autismus-Spektrum-Störung wie auch ihre Angehörigen und Menschen aus ihrem sozialen Umfeld in der täglichen Begegnung wünschen. Doch für Menschen mit Autismus ist es meist schwierig, zwanglos Kontakte zu knüpfen, Gespräche zu führen oder Freundschaften zu schließen. Kommunikation ist für sie nicht leicht und oft von Missverständnissen geprägt. Aber wie kann Kommunikation im Autismus-Spektrum gelingen?

Mit dieser Frage setzt sich der vorliegende Ratgeber auseinander. Um eine Antwort darauf zu geben, sind zwei Ansätze wichtig: Zum einen soll das nötige Wissen über Autismus und Kommunikation vermittelt, zum anderen praxisnahe Unterstützung angeboten werden.

Zunächst stehen die Aufklärung und Sensibilisierung im Vordergrund. Es ist entscheidend, dass wir ein tiefes Verständnis für Autismus-Spektrum-Störungen entwickeln, um Vorurteile abzubauen und die besonderen Herausforderungen sowie Stärken von autistischen Personen besser zu begreifen. Daher wird detailliert erläutert, warum Kommunikationsbedürfnisse und -barrieren bei Menschen mit Autismus-Spektrum-Störung eine zentrale Rolle in ihrem Alltag spielen. Das Buch erklärt verschiedene Kommunikationsarten und -strategien, die im Umgang mit Autismus relevant sind. Dabei werden nicht nur verbale und nonverbale Ausdrucksformen beleuchtet, sondern auch Unterstützte Kommunikation (UK) oder alternative Kommunikationsmethoden wie das Picture

Exchange Communication System (PECS) vorgestellt. Wichtig ist, dass die Kommunikationsstrategien immer individuell angepasst werden, um den spezifischen Bedürfnissen und Fähigkeiten von autistischen Personen gerecht zu werden.

Praktische Tipps und bewährte Methoden zur Verbesserung der Kommunikation stehen ebenfalls im Mittelpunkt. Der Ratgeber bietet konkrete Anleitungen, wie wir Kommunikationsbarrieren abbauen und Missverständnisse vermeiden können. Anhand von Fallbeispielen und Erfahrungsberichten werden erfolgreiche Kommunikationsstrategien veranschaulicht, um zu zeigen, wie wir diese Methoden in der Praxis anwenden und optimieren können.

Das Buch soll auch dazu beitragen, Empathie und Verständnis zu fördern: Authentische Geschichten und Berichte von Personen im Autismus-Spektrum können dabei helfen, dass wir uns leichter in ihre Perspektive hineinversetzen. Dies schafft ein Bewusstsein für die emotionalen und sozialen Herausforderungen, vor denen autistische Menschen im Austausch mit anderen tagtäglich stehen, und zeigt uns auf, wie Rücksichtnahme in der Kommunikation umgesetzt werden kann.

Dieser Ratgeber richtet sich an Fachleute wie Lehrkräfte, Therapierende und Sozialarbeiterinnen und -arbeiter ebenso wie an Angehörige von autistischen Personen und die Betroffenen selbst. Er bietet praxisorientierte Leitfäden und Werkzeuge, um die eigene Kommunikationskompetenz zu verbessern und kontinuierliches Lernen und Weiterbilden im Bereich Autismus und Kommunikation zu fördern.

Wissen, Verständnis und praktische Unterstützung – dies sind die Grundpfeiler, die uns helfen, die Kommunikation zwischen autistischen und nicht-autistischen Menschen zu verbessern und zu bereichern.

Zur Relevanz des Themas für uns alle

Die Bedeutung des Themas »Autismus und Kommunikation« ist unbestreitbar, da Kommunikation eine fundamentale Rolle im täglichen Leben und im Zusammensein von Menschen spielt. Bei autistischen Personen sind die Kommunikationsfähigkeiten oft unterschiedlich ausgeprägt, was sowohl Herausforderungen als auch besondere Bedürfnisse der Betroffenen mit sich bringt. Das Verständnis der anderen und eine verbesserte Kommunikation sind für sie daher von entscheidender Bedeutung für ihr Wohlbefinden und ihre Integration in die Gesellschaft.

Autismus-Spektrum-Störungen sind komplexe neurobiologische Entwicklungsstörungen, die sich in unterschiedlichen Ausprägungen zeigen können. Viele Menschen im Autismus-Spektrum haben Schwierigkeiten mit der verbalen und nonverbalen Kommunikation, was zu Missverständnissen und Frustrationen führen kann. Diese Kommunikationsbarrieren betreffen nicht nur sie selbst, sondern auch ihre Familien, Freunde, Lehrer und andere Menschen im sozialen Umfeld. Es ist daher wichtig, dass wir diese Probleme verstehen und adressieren, um ein harmonisches Zusammenleben und eine inklusive Gesellschaft zu ermöglichen.

Ein tieferes Verständnis der Kommunikationsbedürfnisse und -fähigkeiten von Personen im Autismus-Spektrum ist auch unerlässlich, um geeignete Unterstützungsmaßnahmen zu entwickeln. Oft sind herkömmliche Kommunikationsmethoden für autistische Menschen nicht ausreichend oder sogar hinderlich. Daher ist es wichtig, alternative Kommunikationswege und -hilfsmittel zu entwickeln und anzuwenden, um den individuellen Bedürfnissen gerecht zu werden. Dies kann die Lebensqualität und die soziale Teilhabe von autistischen Personen erheblich verbessern.

Eine bessere Kommunikation für Menschen im Autismus-Spektrum hat weitreichende Auswirkungen auf verschiedene Lebensbereiche. Im Bildungswesen beispielsweise können angepasste Kommunikationsstrategien dazu beitragen, den Lernprozess zu optimieren und den schulischen Erfolg von betroffenen Schülerinnen und Schülern zu fördern. In der Therapie und Beratung sind spezialisierte Kommunikationsmethoden oft entscheidend für den Erfolg der Behandlung. Auch im beruflichen Umfeld können geeignete Kommunikationsansätze die Integration autistischer Mitarbeiterinnen und Mitarbeiter unterstützen und ihre Produktivität sowie Zufriedenheit am Arbeitsplatz erhöhen.

Auf gesellschaftlicher Ebene ist das Thema »Autismus und Kommunikation« von großer Bedeutung, da es zur Schaffung einer inklusiven und empathischen Gesellschaft beiträgt. Wir fördern ein besseres Verständnis und eine größere Akzeptanz, indem wir uns mit den spezifischen Kommunikationsbedürfnissen autistischer Menschen auseinandersetzen. So können Barrieren abgebaut und ein Umfeld geschaffen werden, in dem alle Menschen, unabhängig von ihren individuellen Herausforderungen, gleichberechtigt und respektvoll behandelt werden.

Wir sehen, die Relevanz des Themas geht weit über die individuelle Ebene hinaus. Es betrifft soziale, bildungspolitische und berufliche Aspekte und hat einen direkten Einfluss auf das tägliche Leben und die soziale Integration autistischer Menschen. Die Kommunikation mit ihnen zu verbessern, ist daher nicht nur eine Frage der Unterstützung einzelner Personen, sondern auch ein Beitrag zu einer gerechteren und inklusiveren Gesellschaft.

Witten, im Sommer 2025
Anika Morandin

ERSTER TEIL

AUTISMUS UND KOMMUNI-KATION

1 Das Autismus-Spektrum – ein Überblick

Autismus ist keine Erkrankung, sondern eine Entwicklungsstörung des Gehirns, die ganz unterschiedlich ausgeprägt sein kann. Daher spricht die Wissenschaft heute von »Autismus-Spektrum-Störung« (ASS).

Die Gemeinsamkeit von Menschen mit Autismus-Spektrum-Störung ist, dass sie eine andere Wahrnehmung als nicht-autistische Menschen haben, d. h., sie sehen die Welt mit anderen Augen. Aufgrund der unterschiedlichen Ausprägung dieser Störung sind die Verhaltensweisen der Betroffenen jedoch so individuell verschieden wie die Menschen selbst.

Was ist eine Autismus-Spektrum-Störung?

Der Begriff »Autismus-Spektrum-Störung« umfasst eine Gruppe komplexer neurologischer Entwicklungsstörungen, die sich bei den betroffenen Personen durch eine Vielzahl von Symptomen und Verhaltensweisen manifestieren. Diese Störungen sind im Vergleich zu nicht-autistischen Personen durch Unterschiede in der sozialen Interaktion, in der Kommunikation und im Verhalten gekennzeichnet und zeigen sich bereits in der frühen Kindheit. Das »Spektrum« bezeichnet die breite Vielfalt der Symptome und Schweregrade, die bei autistischen Personen auftreten können. Der nicht ganz eingängige Begriff »Autismus-Spektrum-Störung« wird verwendet, um alle unterschiedlichen Ausprägungen dieser Störungen mit einzuschließen.

Kriterien für eine ASS-Diagnose

Nach den Diagnosekriterien des Diagnostischen und Statistischen Manuals Psychischer Störungen, 5. Auflage (Diagnostic and Statistical Manual of Mental Disorders, kurz DSM-5), umfasst eine Autismus-Spektrum-Störung vor allem zwei Hauptkategorien (Abb. Seite 13):

Erstens betrifft sie die Störungen in der sozialen Kommunikation und Interaktion. Dies zeigt sich in der fehlenden sozialen-emotionalen Gegenseitigkeit, also in den Schwierigkeiten der Betroffenen, auf die emotionalen Signale anderer zu reagieren bzw. angemessen zu reagieren. Autistische Personen haben oft Probleme, nonverbale Kommunikationsformen wie Mimik, Gestik und Körpersprache zu nutzen oder zu interpretieren. Auch die Entwicklung, Pflege und das Verständnis von Beziehungen kann beeinträchtigt sein, was zu Schwierigkeiten beim Aufbau und der Aufrechterhaltung von Freundschaften oder auch beim Verstehen sozialer Normen führt. So kommt es zwischen Personen im Autismus-Spektrum und ihren Angehörigen oder anderen Kontaktpersonen häufig zu Missverständnissen im täglichen Miteinander.

Zweitens zeichnet sich eine Autismus-Spektrum-Störung durch eingeschränkte, sich immer wiederholende Verhaltensmuster, Interessen und Aktivitäten der Menschen aus. Dies kann sich in repetitiven Sprachmustern oder Bewegungen zeigen, wie z. B. wiederholtem Schaukeln oder ständigem Drehen von Gegenständen. Eine ausgeprägte Vorliebe für feste Routinen und Rituale ist ebenfalls typisch bei einer Autismus-Spektrum-Störung, und Veränderungen in der gewohnten Umgebung können Stress oder Unruhe verursachen. Oft haben autistische Personen auch stark fokussierte Interessen, die in ihrer Intensität und Dauer für andere Menschen ungewöhnlich sind, oder sie reagieren über- oder unterempfindlich auf sensorische Reize wie Geräusche oder Licht.

Laut DSM-5 müssen die Symptome bereits in der frühen Entwicklungsperiode auftreten, in der Regel vor dem dritten Lebensjahr, auch

Diagnosekriterien des DSM-5 für Autismus-Spektrum-Störungen

Störungen in der sozialen Kommunikation und Interaktion

- Schwierigkeiten mit sozial-emotionaler Gegenseitigkeit
- Schwierigkeiten mit nonverbaler Kommunikation
- Schwierigkeiten, soziale Beziehungen zu entwickeln und aufrechtzuerhalten

restriktive, repetitive Verhaltensweisen, Interessen und Aktivitäten

- stereotype oder repetitive Sprache, Bewegungen oder Verwendung von Gegenständen
- Festhalten an Routinen und Ritualen, Widerstand gegen Veränderungen
- eingeschränkte Interessen, die in Intensität oder Thema ungewöhnlich sind
- Über- oder Unterempfindlichkeit bei sensorischen Reizen

Basierend auf den Diagnosekriterien des Diagnostic and Statistical Manual of Mental Disorders, 5. Aufl. (kurz DSM-5) wenn sie möglicherweise erst später im Leben deutlicher werden. Ein weiteres Diagnosekriterium ist, dass diese Symptome signifikante Beeinträchtigungen in verschiedenen Bereichen des Lebens verursachen, z. B. in sozialen oder beruflichen Funktionsbereichen. Es muss ausgeschlossen sein, dass diese Symptome durch eine andere Diagnose wie etwa eine Intelligenzminderung oder eine globale Entwicklungsstörung erklärt werden können.

Die ICD-11, d. h. die 11. Version der Internationalen statistischen Klassifikation der Krankheiten und verwandter Gesundheitsprobleme, verwendet eine ähnliche Klassifikation für Autismus-Spektrum-Störung, jedoch mit einigen Unterschieden in der Terminologie. Auch hier werden eingeschränkte und repetitive Verhaltensmuster sowie Störungen in der sozialen Interaktion und Kommunikation als zentrale Diagnosemerkmale benannt. Die Symptome müssen ebenfalls in der frühen Entwicklungsphase beginnen und signifikante Beeinträchtigungen verursachen.

Zusätzlich zu diesen formellen Diagnosekriterien ist oft auch eine umfassende Evaluierung Teil der Diagnosestellung – eine Analyse, die verschiedene Bewertungsinstrumente, Beobachtungen und Interviews umfasst. Dazu zählen Verhaltensbeobachtungen der betroffenen Person in verschiedenen Situationen, Interviews mit Eltern, Lehrerinnen und Lehrern sowie eine detaillierte Entwicklungsanamnese, die frühkindliche Entwicklungsmeilensteine umfasst.

Welche Ausprägungen gibt es nun im Autismus-Spektrum? Wir unterscheiden im Wesentlichen drei verschiedene Formen: den frühkindlichen Autismus, das Asperger-Syndrom und den atypischen Autismus. Diese Unterscheidung ist noch auf die ICD-10, die Vorgängerversion der ICD-11, zurückzuführen, die in Deutschland parallel zur ICD-11 noch bis 2027 verwendet werden kann. Die ICD-11 fasst die drei Subtypen dann unter dem Begriff Autismus-Spektrum-Störung zusammen.

Frühkindlicher Autismus

Frühkindlicher Autismus (früher auch als »Kanner-Syndrom« bezeichnet) ist die bekannteste und eine der schwerwiegenderen Formen im

Zur Diagnose von ASS

Die Diagnose von Autismus-Spektrum-Störung ist komplex und vielschichtig, was die genaue Bestimmung der Störung und das Verständnis ihrer Auswirkungen herausfordernd macht. Eine präzise Diagnosestellung ist jedoch entscheidend, um geeignete Maßnahmen zur Unterstützung zu entwickeln, die den individuellen Bedürfnissen der betroffenen Personen gerecht werden.

Autismus-Spektrum. Er wird meist in den ersten drei Lebensjahren eines Kindes diagnostiziert und zeigt sich in deutlichen Defiziten in der sozialen Interaktion, in der Kommunikation sowie in repetitiven Verhaltensweisen. Die Auswirkungen auf die Kommunikation sind hier oft besonders stark ausgeprägt. Eine detaillierte Betrachtung der Kommunikationsprobleme beim frühkindlichen Autismus zeigt uns, wie tiefgehend die Störungen in den verschiedenen Bereichen der sprachlichen und nonverbalen Kommunikation sind. Dies kann zu starken Verunsicherungen vor allem auf Seiten der Eltern führen, die häufig das Gefühl haben, keinen richtigen Zugang zu ihrem Kind zu finden.

Frühzeitige Kommunikationsprobleme

Schon im Säuglingsalter zeigen Kinder mit frühkindlichem Autismus oft auffällige Kommunikationsschwierigkeiten, die sich von der typischen Entwicklung unterscheiden:

FEHLENDER BLICKKONTAKT Kinder mit frühkindlichem Autismus vermeiden häufig direkten Blickkontakt. Das Fehlen von Augenkontakt, der normalerweise eine wichtige Grundlage für nonverbale Kommunikation und soziale Bindungen darstellt, ist oft eines der frühesten Anzeichen. Dieser Mangel an Augenkontakt erschwert es den Angehörigen, soziale Hinweise zu verstehen und in Dialog mit dem Kind zu treten.

MANGELNDES INTERESSE AN GESICHTERN Während neurotypische, d. h. nicht autistische Säuglinge dazu neigen, Gesichter anzusehen und soziale Interaktionen durch Lächeln oder Laute zu initiieren, zeigen Kinder mit Autismus oft ein geringeres Interesse an Gesichtern. Dies wirkt sich auf ihre Fähigkeit aus, nonverbale Hinweise wie Mimik oder durch Körpersprache ausgedrückte Emotionen zu verstehen und darauf zu reagieren.

Verzögerte oder ausbleibende Sprachentwicklung

Eines der charakteristischen Merkmale des frühkindlichen Autismus ist eine deutliche Verzögerung oder auch das völlige Ausbleiben der Sprachentwicklung.

SPRACHVERZÖGERUNG Viele Kinder mit frühkindlichem Autismus lernen erst spät zu sprechen oder zeigen keine typische Sprachentwicklung. Manche Kinder sprechen gar nicht oder nur sehr wenig, während andere eine Sprache entwickeln, die nicht altersgerecht ist.

SPRACHVERLUST Ein häufig auftretendes Symptom ist der Verlust zuvor erworbener Sprachfähigkeiten. Einige Kinder beginnen zunächst zu sprechen, verlieren jedoch später die Fähigkeit, sich verbal auszudrücken.

GESTÖRTES SPRACHVERSTÄNDNIS Neben dem verzögerten Spracherwerb haben viele Kinder später Schwierigkeiten, gesprochene Sprache richtig zu verstehen. Sie nehmen Worte oder Sätze oft wörtlich und haben Probleme, abstrakte Konzepte, Metaphern, Ironie oder Sarkasmus zu begreifen.

Echolalie

Ein weit verbreitetes Sprachmuster bei Kindern mit frühkindlichem Autismus ist die sogenannte »Echolalie«, das Nachahmen oder Wiederholen von Worten oder Sätzen anderer Personen. Auch hier gibt es verschiedene Formen:

DIREKTE ECHOLALIE Das Kind wiederholt unmittelbar das, was jemand anderes gesagt hat, oft ohne den Inhalt wirklich zu verstehen. Dies kann eine automatische Reaktion sein und dient häufig nicht der Kommunikation im eigentlichen Sinne, sondern zur Selbststimulation oder Beruhigung.

VERZÖGERTE ECHOLALIE Einige Kinder wiederholen Sätze oder Phrasen, die sie irgendwann gehört haben, manchmal Stunden, Tage oder sogar Wochen später. Diese Phrasen werden oft aus Filmen, Gesprächen oder anderen Quellen übernommen und dann ohne Bezug zum Kontext wiedergegeben.

Obwohl Echolalie bei manchen Kindern als Versuch gedeutet werden kann, zu kommunizieren, führt sie oft zu Missverständnissen, da die wiederholten Sätze nicht im richtigen sozialen oder sprachlichen Kontext stehen.

KOMMUNIKATIVE FUNKTIONEN VON ECHOLALIE Trotz des repetitiven Charakters kann Echolalie in manchen Fällen als Kommunikationsstrategie dienen. Einige Kinder nutzen sie zur Verarbeitung von Sprache, indem sie gesprochene Wörter und Sätze wiederholen, um deren Bedeutung besser zu verstehen und in ihren Wortschatz zu integrieren. In anderen Situationen dient Echolalie als Antwortstrategie, wenn das Kind Schwierigkeiten hat, eigene Worte zu finden. So kann es z. B. auf die Frage »Möchtest du Saft oder Wasser?« durch die Wiederholung bestätigen, dass es etwas zu trinken möchte, anstatt direkt eine Wahl zu treffen.

Darüber hinaus kann Echolalie eine Rolle spielen, indem Kinder bekannte Phrasen einsetzen, um Kontakt aufzunehmen oder Gespräche aufrechtzuerhalten, auch wenn diese nicht immer thematisch passend sind. Ebenso kann Echolalie der Wunschäußerung dienen, wenn ein Kind beispielsweise den Satz »Es gibt Pommes!« wiederholt, um darauf hinzuweisen, dass es Pommes möchte (Abb. Seite 19). In solchen Fällen ist die Echolalie nicht nur ein reines Wiederholen von Sprache, sondern ein wichtiger Baustein der Kommunikation, der dem Kind hilft, sich in seinem sprachlichen und sozialen Umfeld zurechtzufinden.

NICHT-KOMMUNIKATIVE FUNKTIONEN VON ECHOLALIE Echolalie dient häufig der Selbstregulation und Selbstberuhigung, wobei die wiederholten Phrasen helfen, Stress oder Überforderung zu regulieren. Zudem kann Echolalie als Stimulation (»Stimming«) dienen, da manche Kinder die akustische Wiederholung als sensorische Erfahrung genießen. In stressigen oder neuen Situationen tritt Echolalie oft automatisch auf, ohne dass das Kind eine bewusste Absicht verfolgt. Manche Kinder nutzen sie auch zur Strukturierung ihrer Gedanken, um sich an Abläufe oder Regeln zu erinnern (Abb. Seite 19).

Nicht jede Form der Echolalie stellt ein Hindernis für die Kommunikation dar. In vielen Fällen kann sie sogar als Brücke zur Sprachentwicklung genutzt werden, wenn sie richtig unterstützt wird. Durch gezielte therapeutische Maßnahmen können diese nicht-kommunikativen Funktionen der Echolalie als Übergangshilfe zu einer effektiveren Kommunikation genutzt werden.

Nonverbale Kommunikation

Die nonverbale Kommunikation, die normalerweise eine wichtige Rolle im sozialen Austausch spielt, ist bei Kindern mit frühkindlichem Autismus stark beeinträchtigt.

GESTIK UND MIMIK Kinder mit Autismus verwenden oft keine oder nur wenige Gesten, um sich auszudrücken. Zeigen, Winken oder Nicken, d. h. Gesten, die normalerweise zur Unterstützung der verbalen Kommunikation verwendet werden und den Eltern Signale senden können, fehlen häufig.

UNFÄHIGKEIT, NONVERBALE HINWEISE ZU DEUTEN Ebenso haben viele Kinder mit Autismus Schwierigkeiten, die nonverbalen Signale anderer Menschen zu verstehen, z. B. wenn jemand auf etwas zeigt oder durch eine bestimmte Mimik Emotionen ausdrückt. Dies führt dazu, dass diese Kinder oft isoliert wirken und sich weniger in soziale Interaktionen einbringen können.

Funktionen von Echolalie bei Menschen mit Autismus-Spektrum-Störung

kommunikativ	nicht-kommunikativ
• Kontakt aufnehmen • ein Gespräch aufrechterhalten • Informationen mitteilen • Dinge benennen • einen Wunsch oder eine Bitte äußern • eine bejahende Antwort geben • protestieren • eine Handlung verbal abschließen • das Gehörte verarbeiten	• Üben eines Satzes • Selbstregulation • Stimming (selbststimulierendes Verhalten) • Strukturierung der eigenen Gedanken • Erinnerungshilfe • Emotionsregulierung

KÖRPERSPRACHE Die Fähigkeit, Körpersprache zu nutzen oder zu interpretieren, ist bei Kindern mit frühkindlichem Autismus häufig beeinträchtigt. Sie erkennen in der Regel nicht, wenn ihr Gegenüber frustriert, gelangweilt oder auch interessiert ist, da ihnen das intuitive Verständnis für nonverbale Signale fehlt. Dies kann zu wiederholten Missverständnissen, Unsicherheiten in sozialen Interaktionen und Rückzug aus Gruppensituationen führen.

Eingeschränkte Fähigkeit zum wechselseitigen Dialog

Kinder mit frühkindlichem Autismus haben oft Schwierigkeiten, an einem wechselseitigen Dialog teilzunehmen, bei dem ein fließender Austausch von Informationen stattfindet. Als Folge davon fühlen sie sich häufig isoliert und aus dem sozialen Miteinander ausgeschlossen.

MONOTONE SPRACHE ODER MONOLOGE Manche Kinder sprechen in einem monotonen, unmodulierten Tonfall, ohne die Betonung oder den Rhythmus der Sprache zu ändern. Andere wiederum neigen dazu, lange Monologe über ihre speziellen Interessen zu halten, ohne auf den Gesprächspartner einzugehen oder dessen Reaktionen zu bemerken.

FEHLENDES »TURN-TAKING« In einer normalen Konversation wechseln die Gesprächspartner sich ab, doch Kinder mit Autismus haben oft Schwierigkeiten, dieses Konzept des wechselseitigen Austauschs zu verstehen. Dies führt dazu, dass sie entweder monologisieren oder sich vollständig zurückziehen, ohne den Versuch zu machen, das Gespräch voranzutreiben.

PROBLEME MIT SOZIALEN REGELN Gespräche folgen oft unsichtbaren sozialen Regeln: So wird etwa der Gesprächsstil an die Situation angepasst oder die Teilnehmer erkennen intuitiv, wann es angemessen ist, ein Gespräch zu beginnen oder zu beenden. Kinder mit frühkindlichem Autismus haben häufig Schwierigkeiten, diese subtilen Regeln zu verstehen und anzuwenden.

Beeinträchtigung des pragmatischen Sprachgebrauchs

Pragmatische Sprachfähigkeiten beziehen sich auf den kontextabhängigen Gebrauch von Sprache, um effektiv zu kommunizieren. Im Fall des frühkindlichen Autismus gibt es hier oft gravierende Beeinträchtigungen bei den Betroffenen.

FEHLENDE FLEXIBILITÄT Häufig können Kinder im Autismus-Spektrum Gespräche nicht je nach Person, Situation oder Thema anpassen. Sie halten z. B. an bestimmten Redemustern fest oder wechseln das Thema abrupt, ohne Rücksicht auf den Gesprächspartner. Solche Kommunikationsmuster erschweren den Aufbau stabiler sozialer Beziehungen und führen oft zu Missverständnissen im Alltag.

SCHWIERIGKEITEN BEI SOZIALEN KONVENTIONEN Kinder haben oft Probleme, die Regeln des sozialen Sprachgebrauchs wie das Begrüßen, das Verabschieden oder Bedanken richtig anzuwenden. Diese grundlegenden Kommunikationsmechanismen sind bei neurotypischen Kindern selbstverständlich, stellen aber für Kinder mit Autismus oft eine Herausforderung dar.

Beeinträchtigungen in der prosodischen Sprachkomponente

Die Prosodie umfasst die Tonhöhe, Lautstärke, Rhythmus und Melodie der Sprache. Bei Kindern mit frühkindlichem Autismus sind diese Sprachmerkmale häufig beeinträchtigt. Der Sprachrhythmus ist bei ihnen häufig ungewöhnlich – manche Kinder sprechen entweder sehr schnell oder sehr langsam, was das Verständnis erschwert.

Viele Kinder mit frühkindlichem Autismus haben Schwierigkeiten, bestimmte Wörter im Satz hervorzuheben oder die Intonation zu ändern, um Fragen, Ausrufe oder Emotionen zum Ausdruck zu bringen. Dies erschwert es den Zuhörern, die Bedeutung oder die Absichten hinter den Worten zu verstehen.

Wiederkehrende Sprachmuster

Ein weiteres charakteristisches Merkmal des frühkindlichen Autismus ist die Tendenz, wiederkehrende oder stereotype Sprachmuster zu verwenden. Die Kinder wiederholen bestimmte Phrasen oder Satzfragmente immer wieder, auch wenn diese in der aktuellen Situation nicht sinnvoll sind. Solche repetitiven Muster spiegeln oft eine starke Fixierung auf bestimmte Themen oder eine Unfähigkeit wider, sich flexibel an unterschiedliche Gesprächskontexte anzupassen.

Kinder mit frühkindlichem Autismus fixieren sich oft auf bestimmte Worte oder Themen und wiederholen diese in unpassenden Situationen, was den Fluss natürlicher Kommunikation stört und zu Missverständnissen führt.

Frühkindlicher Autismus – kurz und knapp

Beim frühkindlichen Autismus ist die Kommunikation sowohl auf verbaler als auch auf nonverbaler Ebene stark beeinträchtigt. Die Kinder zeigen oft signifikante Sprachverzögerungen oder Sprachverluste, und selbst bei vorhandenem Sprachvermögen treten wiederholte oder unangemessene Sprachmuster auf, die den Dialog mit anderen erheblich behindern. Nonverbale Kommunikationsfähigkeiten wie der Einsatz von Mimik, Gestik und Blickkontakt sind ebenfalls eingeschränkt, was soziale Interaktionen weiter erschwert. Durch diese vielschichtigen Beeinträchtigungen wird es für Kinder mit frühkindlichem Autismus schwierig, sich in sozialen Situationen angemessen zu verhalten und ihre Bedürfnisse klar auszudrücken, was ihre Lebensqualität stark beeinflussen kann.

Asperger-Syndrom

Das Asperger-Syndrom, oft als hochfunktionaler Autismus bezeichnet, gehört ebenfalls zum Autismus-Spektrum, unterscheidet sich jedoch in mehreren Aspekten vom frühkindlichen Autismus. Während die kognitiven und sprachlichen Fähigkeiten bei Menschen mit Asperger-Autismus oft besser erhalten bleiben, treten dennoch signifikante Defizite in den Bereichen soziale Interaktion und Kommunikation auf, auch repetitive Verhaltensweisen kommen vor. Eine genauere Betrachtung der Kommunikationsprobleme zeigt, dass sie sich subtiler, aber dennoch tiefgreifend und auch belastend auf das Leben von Menschen mit Asperger-Syndrom auswirken können.

Sprachliche Fähigkeiten und Unterschiede

Im Gegensatz zum frühkindlichen Autismus gibt es bei Kindern mit Asperger-Syndrom in der Regel keine signifikanten Verzögerungen in der sprachlichen Entwicklung. Sie verfügen später oft über ein umfangreiches Vokabular und sind in der Lage, komplexe Sätze zu bilden. Dennoch gibt es verschiedene sprachliche Auffälligkeiten, die ihre Kommunikation beeinträchtigen.

FORMALE UND PEDANTISCHE SPRACHE Viele Menschen mit Asperger-Autismus neigen dazu, in einem sehr formalen, fast »buchstäblichen« Stil zu sprechen. Sie verwenden präzise, komplexe Sätze und vermeiden oft umgangssprachliche Ausdrücke. Diese übermäßig formelle Art zu sprechen kann auf Gesprächspartner und -partnerinnen befremdlich wirken und dazu führen, dass sie als unflexibel oder distanziert wahrgenommen werden.

WORTWÖRTLICHE INTERPRETATION Menschen mit Asperger-Autismus nehmen Sprache häufig wörtlich. Sie haben, wie auch andere Menschen mit ASS, Schwierigkeiten Metaphern, Redewendungen, Humor oder Ironie in der Sprache zu verstehen. Dies führt zu Missverständnissen, wenn die gesprochene Sprache kontextabhängig interpretiert werden muss.

PRÄZISE WORTWAHL Ihre Neigung zu Detailgenauigkeit kann bei Menschen mit Asperger-Syndrom dazu führen, dass sie sich sehr lange mit spezifischen Begriffen oder technischen Details aufhalten, selbst wenn dies für das Gespräch nicht relevant ist. Dies kann von Gesprächspartnern als abschweifend oder belehrend empfunden werden und den Dialogfluss unterbrechen. Betroffene bemerken diese Wirkung oft nicht, da sie selbst in der genauen Darstellung ein hohes Maß an Klarheit und Sicherheit empfinden.

Monologisieren und »Gesprächsdominanz«

Ein häufiges Kommunikationsmerkmal bei Menschen mit Asperger-Syndrom ist die Tendenz, Monologe zu halten oder Gespräche in eine einseitige Richtung zu lenken.

EINGESCHRÄNKTE INTERESSEN Menschen mit Asperger haben oft intensive, spezifische Interessen, in die sie viel Zeit und Energie investieren. Dies kann für ihre Gesprächspartner durchaus spannend sein. Es kann jedoch auch dazu führen, dass die Betroffenen sich sehr lange über ihre Spezialthemen äußern, oft ohne Rücksicht auf das Interesse oder die Reaktionen ihrer Gesprächspartner.

WENIG ANPASSUNG AN DEN GESPRÄCHSPARTNER Manche Menschen haben Schwierigkeiten, nonverbale Signale ihres Gegenübers, wie Desinteresse oder Unbehagen, zu erkennen, und passen ihre Kommunikation daher nicht an dessen Bedürfnisse oder Wünsche an. Das kann dazu führen, dass sie unbeabsichtigt andere dominieren oder den Gesprächsverlauf bestimmen.

Anstatt in einen wechselseitigen Dialog zu treten, neigen Menschen mit Asperger dazu, ihre Gedanken ausführlich darzulegen, ohne Pausen zu machen oder dem Gesprächspartner die Möglichkeit zum Wechsel der Themen zu geben. Dieses einseitige Gesprächsverhalten kann für ihr Gegenüber oft ermüdend oder unangenehm sein.

Probleme mit sozialen Regeln und Kontexten

Menschen mit Asperger-Autismus haben oft Schwierigkeiten, die subtilen sozialen Regeln zu verstehen und anzuwenden, die im Alltag wichtig sind.

SOZIALE NAIVITÄT Viele Menschen mit Asperger-Syndrom erkennen nicht, wenn sie in sozialen Situationen unangemessen agieren, sei es in Bezug auf den Gesprächsstil, den Kontext oder den Inhalt. Sie haben Probleme, einzuschätzen, wann es angebracht ist, bestimmte Themen anzusprechen, und wann nicht.

PROBLEME MIT SMALL TALK Der sogenannte »Small Talk«, der in vielen alltäglichen Interaktionen eine wichtige Rolle spielt, ist für Menschen mit Asperger-Autismus oft schwer verständlich. Sie empfinden diese Art von oberflächlichen Gesprächen als sinnlos und unlogisch, was dazu führt, dass sie sich entweder zurückziehen oder das Gespräch auf unpassende, tiefgründige Themen lenken.

SCHWIERIGKEITEN MIT NONVERBALEN SIGNALEN Während Menschen mit Asperger-Syndrom häufig in der Lage sind, sich komplex auszudrücken, haben sie Schwierigkeiten, die Bedeutung nonverbaler Signale durch Mimik, Körpersprache oder Tonfall zu verstehen. Dies beeinträchtigt ihre Fähigkeit, die Gefühle und Absichten anderer richtig zu interpretieren.

Beeinträchtigungen in der nonverbalen Kommunikation

Die nonverbale Kommunikation, die einen großen Teil des sozialen Austauschs ausmacht, ist bei Menschen mit Asperger-Autismus oft ebenfalls beeinträchtigt, wenn auch subtiler als bei Personen mit frühkindlichem Autismus.

FEHLENDE ODER UNPASSENDE GESTIK Menschen mit Asperger kommunizieren meist mit wenig Gestik oder setzen sie »unpassend« ein. Während Gesten wie Zeigen, Nicken oder Winken generell in der Kommunikation eine unterstützende Rolle spielen, wirken sie bei Menschen mit Asperger oft mechanisch oder zu sparsam.

MIMIK Die Mimik ist bei Menschen mit Asperger-Syndrom oft wenig ausgeprägt oder nicht kongruent mit den emotionalen Inhalten, die verbal ausgedrückt werden. Dies führt dazu, dass diese Menschen manchmal als emotionslos oder distanziert wahrgenommen werden.

BLICKKONTAKT Ähnlich wie bei anderen Autismus-Spektrum-Störungen vermeiden Menschen mit Asperger oft direkten Blickkontakt oder empfinden ihn als unangenehm. Dies erschwert es ihnen, Beziehungen aufzubauen, und kann ihr Gefühl von sozialer Isolation verstärken.

Pragmatische Sprachdefizite

Die pragmatische Sprache, also der soziale Gebrauch der Sprache in verschiedenen Kontexten, ist beim Asperger-Syndrom häufig beeinträchtigt.

KONTEXTUNABHÄNGIGKEIT Menschen mit Asperger verwenden Sprache oft auf eine kontextunabhängige Weise. Sie haben Schwierigkeiten zu erkennen, welche Sprache in welchen sozialen Situationen angemessen ist, und passen ihre Ausdrucksweise nicht an den Gesprächspartner oder die Umgebung an.

SCHWIERIGKEITEN MIT SOZIALEN KONVENTIONEN Die Regeln sozialer Interaktionen, etwa bei der Begrüßung, beim Dank oder bei der Verabschiedung, sind für Menschen mit Asperger oft schwer nachvollziehbar, daher verhalten sie sich nicht entsprechend. Diese sozialen Konventionen wirken auf sie oft überflüssig oder unlogisch, was dazu führen kann, dass sie als unhöflich oder desinteressiert wahrgenommen werden.

RIGIDITÄT IM GESPRÄCH Gespräche mit Menschen mit Asperger verlaufen häufig starr, ohne die Flexibilität, die für ein wechselseitiges Gespräch typisch ist. Die Betroffenen haben Schwierigkeiten, das Gesprächsthema zu wechseln, und beharren oft auf bestimmten Aussagen oder Standpunkten, selbst wenn die Situation eine Veränderung erfordern würde.

Sensorische Überempfindlichkeit

Einige Menschen mit Asperger-Syndrom zeigen extreme Empfindlichkeiten gegenüber sensorischen Reizen, die sich indirekt auf ihre Kommunikationsfähigkeit auswirken können.

ÜBEREMPFINDLICHKEIT GEGENÜBER GERÄUSCHEN Manche Menschen mit Autismus-Spektrum-Störung sind besonders empfindlich gegenüber lauten oder sich wiederholenden Geräuschen. Dies kann dazu führen, dass sie sich in sozialen Situationen, in denen viele Geräusche auftreten, zurückziehen oder Schwierigkeiten haben, sich auf ein Gespräch zu konzentrieren.

VISUELLE REIZÜBERFLUTUNG Ebenso empfinden viele Menschen mit Autismus-Spektrum-Störung visuelle Reize als überwältigend, was ihre Fähigkeit zur sozialen Interaktion beeinträchtigen kann. Sie fühlen sich in einer Umgebung mit vielen visuellen Eindrücken unwohl und nehmen daher weniger an Gesprächen teil.

TAKTILE ÜBEREMPFINDLICHKEIT Berührungen oder körperliche Nähe können unangenehm oder gar schmerzhaft sein, was zu einer Ablehnung von körperlichem Kontakt und sozialem Austausch führt.

Probleme mit emotionaler Kommunikation

Emotionale Kommunikation, sei es durch Mimik, Gestik oder Tonfall, ist bei Menschen mit Asperger-Syndrom häufig reduziert oder auch verändert.

SCHWIERIGKEITEN BEIM AUSDRUCK VON EMOTIONEN Menschen mit Asperger fällt es oft schwer, ihre Emotionen durch Gestik oder Mimik auszudrücken. Sie wirken daher häufig kühl oder distanziert, obwohl sie möglicherweise innere emotionale Reaktionen haben, die sie jedoch nicht zeigen können. Dieses Missverhältnis zwischen innerem Erleben und äußerem Ausdruck kann im sozialen Miteinander leicht zu Missverständnissen führen.

PROBLEME BEIM ERKENNEN VON EMOTIONEN ANDERER Ebenso haben Menschen mit Asperger Schwierigkeiten, die Emotionen anderer zu erkennen und angemessen darauf zu reagieren. Dies führt zu Missverständnissen in sozialen Interaktionen und kann den Eindruck erwecken, dass sie keine Empathie zeigen, obwohl dies nicht unbedingt der Fall ist.

BEEINTRÄCHTIGTES VERSTÄNDNIS SOZIALER HIERARCHIEN In sozialen Interaktionen ist es oft notwendig, subtile soziale Hierarchien oder Machtverhältnisse zu erkennen und entsprechend zu kommunizieren. Menschen mit Asperger haben Probleme, solche Hierarchien zu erkennen, was zu unangemessenem Verhalten und Missverständnissen in verschiedenen sozialen Kontexten führen kann.

Beeinträchtigte Prosodie

Die Prosodie, d. h. die Betonung, Intonation und der Rhythmus der Sprache, ist bei Menschen mit Asperger-Syndrom häufig beeinträchtigt.

MONOTONE SPRACHWEISE Ähnlich wie beim frühkindlichen Autismus sprechen Menschen mit Asperger oft in einem monotonen, wenig variierten Tonfall. Dies erschwert es den Zuhörern, den emotionalen Gehalt ihrer Aussagen zu erkennen.

UNANGEMESSENE BETONUNG Manche Menschen mit Asperger-Syndrom betonen Wörter oder Satzteile unpassend oder ihr Sprachrhythmus ist nicht fließend. Dies kann bei Gesprächspartnern zu Missverständnissen führen, da die Betonung oft nicht mit der beabsichtigten Informationsübermittlung übereinstimmt.

Asperger-Syndrom – kurz und knapp

Das Asperger-Syndrom stellt eine Herausforderung in der sozialen und kommunikativen Interaktion dar, insbesondere durch die Form der Sprache und die Schwierigkeiten im sozialen Austausch mit Menschen. Obwohl Menschen mit Asperger oft über eine fortgeschrittene Ausdrucksfähigkeit und ein umfangreiches Vokabular verfügen, führen ihre Schwierigkeiten mit pragmatischer Sprache, nonverbaler Kommunikation und mit dem sozialen Kontext zu erheblichen Barrieren im Kontakt mit ihrer Umwelt. Diese Kommunikationsprobleme haben tiefgreifende Auswirkungen auf ihre sozialen Beziehungen und ganz allgemein auf ihre Lebensqualität, weshalb es entscheidend ist, ihnen mit gezielten Unterstützungsmaßnahmen zu helfen.

Atypischer Autismus

Atypischer Autismus, auch als »nicht näher spezifizierter Autismus« bezeichnet, ist eine Form der Autismus-Spektrum-Störung, die durch ihre variablen Merkmale und eher untypische Entwicklung von den besser bekannten Formen wie dem frühkindlichen Autismus oder dem Asperger-Syndrom abweicht. Diese Diagnose wird häufig vergeben, wenn die Kriterien für andere Autismusformen nicht vollständig erfüllt sind.

Der atypische Autismus tritt meist bei Kindern auf, die eine verzögerte Sprachentwicklung oder kognitive Beeinträchtigungen haben. Die Kommunikation ist stark betroffen, allerdings auf unterschiedlichere und subtilere Weise als bei den klassischen Autismusformen.

Sprachentwicklung und Sprachverzögerung

Bei Menschen mit atypischem Autismus kann es zu erheblichen Verzögerungen in der Sprachentwicklung kommen. In manchen Fällen sprechen sie erst spät oder entwickeln nur rudimentäre Sprachfähigkeiten.

VERZÖGERTER SPRACHBEGINN Einige Kinder mit atypischem Autismus beginnen erst nach dem dritten Lebensjahr zu sprechen, was als eines der Hauptkriterien für die Diagnosestellung gilt. Der verspätete Sprachbeginn führt oft zu Schwierigkeiten in der frühkindlichen Kommunikation, da viele Aspekte der sozialen Interaktion über Sprache vermittelt werden.

EINGESCHRÄNKTER WORTSCHATZ Auch wenn die Sprachentwicklung einsetzt, ist der Wortschatz oft begrenzt und die betroffenen Kinder verwenden einfache, repetitive Phrasen. Ihre Fähigkeit, sich differenziert auszudrücken, ist eingeschränkt, was zu Missverständnissen mit ihren Bezugspersonen und Gleichaltrigen führt.

ECHOLALIE Ein häufiges Merkmal bei atypischem Autismus ist die Echolalie (Seite 16), also das wiederholte Nachsprechen von Worten oder Sätzen, ohne dass deren Bedeutung vollständig verstanden wird. Dies beeinträchtigt die Fähigkeit des Kindes, flexibel auf Gesprächspartner zu reagieren, und kann den Eindruck erwecken, dass das Kind »automatisch«, d. h. ohne echte kommunikative Absicht, spricht.

Verzögerte oder veränderte nonverbale Kommunikation

Nicht nur die verbale, auch die nonverbale Kommunikation ist bei atypischem Autismus oft beeinträchtigt. Diese Kinder haben häufig Schwierigkeiten, Mimik, Gestik und Körperhaltung als Ausdrucksmittel zu verwenden oder zu verstehen.

REDUZIERTE GESTIK Im Vergleich zu neurotypischen Kindern verwenden Kinder mit atypischem Autismus häufig weniger Gesten, um sich auszudrücken. Sie zeigen seltener auf Objekte, nicken oder winken nur wenig, was die Kommunikation mit anderen erschwert.

PROBLEME MIT DEM BLICKKONTAKT Ebenso wie bei anderen Autismusformen kann der Blickkontakt für Menschen mit atypischem Autismus unangenehm oder verwirrend sein. Kinder meiden oft den direkten Blickkontakt oder halten ihn nur für sehr kurze Zeit, was zu Missverständnissen in sozialen Interaktionen führen kann.

EINGESCHRÄNKTE MIMIK Die Mimik der Kinder ist oft weniger expressiv, was es anderen erschwert, ihre Gefühle oder Reaktionen zu interpretieren. Die Betroffenen haben Schwierigkeiten, ihre eigenen Emotionen über die Mimik zu kommunizieren, und verstehen auch die Gesichtsausdrücke anderer nicht gut.

Pragmatische Sprachdefizite und soziale Kommunikationsprobleme

Die pragmatische Sprache, also der sinnvolle und kontextgerechte Gebrauch von Sprache in sozialen Situationen, ist bei Menschen mit atypischem Autismus stark beeinträchtigt.

EINGESCHRÄNKTE GESPRÄCHSANPASSUNG Kinder mit atypischem Autismus haben häufig Schwierigkeiten, ihre Sprache an den Kontext oder an den Gesprächspartner anzupassen. Sie sprechen oft in einer Art und Weise, die von anderen als unpassend für die jeweilige Situation empfunden wird, sei es in Bezug auf die Wortwahl, den Tonfall oder das Gesprächsthema.

Der Ablauf eines Gesprächs, wie z. B. das abwechselnde Sprechen oder das Beenden von Gesprächen, ist für Menschen mit atypischem Autismus oft verwirrend. Sie neigen dazu, Gespräche zu dominieren, abrupt zu beenden oder aber überhaupt nicht aktiv am Gespräch teilzunehmen.

WORTWÖRTLICHES SPRACHVERSTÄNDNIS Menschen mit atypischem Autismus interpretieren Sprache oft wörtlich und haben Schwierigkeiten, Metaphern, Humor oder Sarkasmus zu verstehen. Dies kann zu Missverständnissen in alltäglichen Gesprächen führen.

Variabilität in der Sprachkompetenz

Bei atypischem Autismus gibt es eine große Bandbreite an Sprachfähigkeiten. Manche Kinder lernen überhaupt nicht zu sprechen, andere können verbal nahezu altersentsprechend mit anderen kommunizieren. Diese Variabilität erschwert oft die Diagnose und das Verständnis des Kommunikationsverhaltens.

NONVERBALE KOMMUNIKATION Manche Menschen mit Autismus, die gar nicht sprechen, sind auf alternative Kommunikationsmethoden wie Bildkarten, Gesten oder elektronische Kommunikationshilfen angewiesen. Ihre Fähigkeit, nonverbal zu kommunizieren, variiert stark, was es schwierig macht, eine Diagnose zu stellen, und auch den alltäglichen Umgang mit den Menschen erschwert.

ÜBERDURCHSCHNITTLICHE SPRACHFERTIGKEITEN IN TEILBEREICHEN Einige Menschen mit Autismus zeigen außergewöhnliche kognitive Fähigkeiten in bestimmten Bereichen wie beispielsweise ein stark ausgeprägtes Gedächtnis für Zahlen, Daten oder Fakten. Diese speziellen Fähigkeiten sind in bestimmten Berufsbereichen sehr vorteilhaft, führen ansonsten jedoch oft nicht zu einer verbesserten sozialen Kommunikation, sondern verstärken sogar manchmal ihre soziale Isolation.

Repetitive und stereotype Sprache

Auch bei atypischem Autismus treten stereotype und repetitive Sprachmuster auf, die die kommunikative Flexibilität der Betroffenen einschränken.

REPETITIVES SPRECHEN Kinder mit atypischem Autismus wiederholen oft bestimmte Phrasen oder Wörter, auch wenn sie nicht zum aktuellen Gespräch passen. Diese Wiederholungen können auf Nervosität oder den Versuch hinweisen, sich in der sozialen Umgebung zu orientieren, und erschweren gleichzeitig die natürliche Kommunikation.

FIXIERUNG AUF BESTIMMTE THEMEN Ähnlich wie beim Asperger-Autismus können Menschen mit atypischem Autismus dazu neigen, Gespräche auf sehr spezifische Themen zu lenken, ohne das Interesse des Gesprächspartners wahrzunehmen. Dies kann den Austausch und die Interaktion mit anderen stark einschränken und zu sozialer Isolation führen.

Sensorische Empfindlichkeiten und ihre Auswirkungen auf die Kommunikation

Auch Menschen mit atypischem Autismus zeigen oft sensorische Empfindlichkeiten, die ihre Kommunikation indirekt beeinflussen. Diese Überempfindlichkeiten können dazu führen, dass sie sich aus sozialen Situationen zurückziehen, da sie von Umweltreizen überfordert sind:

ÜBEREMPFINDLICHKEIT GEGENÜBER GERÄUSCHEN Laute oder plötzliche Geräusche können Stress oder Unbehagen auslösen, was dazu führt, dass die betroffenen Personen Gespräche oder soziale Interaktionen vermeiden.

REIZÜBERFLUTUNG In stark reizüberfluteten Umgebungen, wie z. B. in der Schule oder in sozialen Gruppen, können Menschen mit atypischem Autismus (wie auch andere Menschen mit ASS) Schwierigkeiten haben, sich auf ein Gespräch zu konzentrieren. Sie ziehen sich möglicherweise zurück oder zeigen vermehrte stereotype Verhaltensweisen, um mit dem Stress umzugehen.

VERMEIDUNG VON SOZIALEM KONTAKT Da sensorische Reize oft unangenehm sind, vermeiden viele Kinder mit atypischem

Autismus direkten körperlichen oder sozialen Kontakt, was die Kommunikation weiter einschränkt.

Beeinträchtigungen der sozialen Interaktion und des Spielverhaltens

Kommunikation im sozialen Kontext ist ein zentraler Bereich, in dem sich atypischer Autismus manifestiert. Viele Kinder haben Schwierigkeiten im Umgang mit Gleichaltrigen und im gemeinsamen Spiel.

GERINGES INTERESSE AN SOZIALER INTERAKTION Kinder mit atypischem Autismus zeigen meist wenig bis gar kein Interesse an sozialem Austausch mit Gleichaltrigen. Sie ziehen sich in sich selbst zurück und sind lieber allein, was dann wiederum das Erlernen sozialer Kommunikationsregeln erschwert.

PROBLEME BEIM GETEILTEN SPIEL Das gemeinsame Spiel mit anderen Kindern ist für viele Kinder mit Autismus schwierig. Sie haben Probleme, die Perspektiven anderer zu verstehen, und bevorzugen oft isolierte, repetitive Aktivitäten. Dies beeinträchtigt ihre Fähigkeit, durch spielerische Interaktionen kommunikative Fähigkeiten zu entwickeln.

Emotionale Kommunikation und Ausdruck

Die Fähigkeit, Emotionen zum Ausdruck zu bringen und zu verstehen, ist bei atypischem Autismus oft beeinträchtigt. Dies führt zu Schwierigkeiten im sozialen und emotionalen Austausch.

SCHWIERIGKEITEN BEIM AUSDRUCK VON EMOTIONEN Kinder mit atypischem Autismus haben oft Schwierigkeiten, ihre eigenen Emotionen klar auszudrücken. Ihre Mimik und Gestik stimmen häufig nicht mit ihren inneren Gefühlen überein, was es anderen erschwert, ihre emotionalen Zustände zu interpretieren.

PROBLEME MIT DEM VERSTEHEN VON EMOTIONEN Ebenso haben diese Kinder Schwierigkeiten, die Emotionen anderer Menschen richtig zu deuten. Sie erkennen z. B. nicht, wenn jemand traurig, wütend oder fröhlich ist, was ihre Fähigkeit einschränkt, angemessen auf entsprechende Signale zu reagieren.

FLACHE ODER INKONGRUENTE MIMIK Die Mimik von Menschen mit atypischem Autismus kann ausdruckslos wirken, auch wenn sie innerlich intensive Emotionen erleben. Dies führt dazu, dass sie als unbeteiligt oder emotionslos wahrgenommen werden, obwohl das nicht der Fall ist.

Atypischer Autismus und ASS

Atypischer Autismus ist dadurch gekennzeichnet, dass er in bestimmten Merkmalen von den typischen Formen des Autismus abweicht. Die diagnostischen Kriterien wurden bewusst weit gefasst, um auch Personen einschließen zu können, die zwar nicht alle Merkmale des typischen Autismus erfüllen, aber dennoch klinisch relevante Beeinträchtigungen im autistischen Spektrum zeigen.

Wir sehen: Die verschiedenen Ausprägungen im Autismus, wie frühkindlicher Autismus, Asperger-Syndrom und atypischer Autismus, unterscheiden sich jeweils in Schweregrad und Symptomen. Jede Form beeinflusst die Kommunikation individuell, wobei Schwierigkeiten in der Sprachentwicklung, im sozialen Austausch und im Verständnis nonverbaler Signale häufig auftreten. Während einige Autisten nicht sprechen lernen, entwickeln andere Sprache, haben aber pragmatische Defizite oder verstehen soziale Kontexte nicht. Diese Vielfalt an Ausprägungen erfordert eine individuelle Unterstützung der Menschen mit ASS, um ihre kommunikativen Fähigkeiten und Bedürfnisse zu fördern und ihre soziale Integration zu erleichtern – für ein besseres Miteinander.

2 Kommunikationsformen und ihre Bedeutung

Kommunikation ist ein zentrales Element des menschlichen Zusammenlebens und umfasst unsere Fähigkeit, Informationen, Emotionen und Gedanken zu teilen. Um die Komplexität von Kommunikation zu verstehen, müssen wir die verschiedenen Formen näher betrachten: verbale, nonverbale und paraverbale Kommunikation.

Jede der drei Kommunikationsformen – verbal, nonverbal und paraverbal – ist von wesentlicher Bedeutung in unserem täglichen Leben und trägt auf einzigartige Weise dazu bei, dass eine Botschaft vollständig und korrekt vermittelt wird. Ihre Relevanz reicht von alltäglichen Gesprächen bis hin zu komplexen sozialen und beruflichen Interaktionen. Wie unterscheiden sie sich in ihrer Bedeutung?

Verbale Kommunikation

Die verbale Kommunikation umfasst alle Formen der Kommunikation, bei denen Sprache, also Wörter und Sätze, im Vordergrund stehen. Sie kann sowohl mündlich als auch schriftlich erfolgen. Dabei werden Inhalte strukturiert, formuliert und bewusst weitergegeben. Die Qualität verbaler Kommunikation hängt stark vom Wortschatz, der Grammatik und der Fähigkeit zur sprachlichen Anpassung an Gesprächspartner und Situation ab.

Mündliche verbale Kommunikation

Die mündliche Sprache ist die häufigste Form der Kommunikation; sie findet in persönlichen Gesprächen, Telefonaten, Videokonferenzen und öffentlichen Reden statt und ermöglicht den direkten Austausch von Informationen und Emotionen. Sie ist besonders dynamisch und flexibel, da sie sofortige Interaktionen und Reaktionen zwischen den Gesprächspartnern ermöglicht. Welche Relevanz hat sie für uns?

Zunächst einmal ermöglicht mündliche Kommunikation sofortiges Feedback und Anpassungen der Botschaft im Verlauf des Gesprächs. Sie ist besonders in Diskussionen und Verhandlungen wertvoll. Durch das gesprochene Wort können wir außerdem Emotionen wie Freude, Trauer, Ärger oder Überraschung klar vermitteln, oft unterstützt durch die Stimme und Tonlage.

Direkte verbale Kommunikation fördert die soziale Bindung und den Aufbau zwischenmenschlicher Beziehungen. Mündlicher verbaler Austausch schafft Vertrauen zwischen Menschen.

Schriftliche verbale Kommunikation

Schriftliche Kommunikation erfolgt durch das Aufschreiben von Gedanken, Ideen und Informationen in Texten wie Briefen, E-Mails, Berichten, Büchern oder Nachrichten. Diese Form der Kommunikation ist dauerhafter und oft formeller als die mündliche Kommunikation. Ihre Vorteile für uns:

Schriftliche Kommunikation erlaubt eine gründlichere Vorbereitung und Formulierung von Inhalten, was zu einer höheren Präzision führt. Sie ist besonders wichtig für offizielle Dokumente, Verträge und akademische Arbeiten. Im Gegensatz zur mündlichen Kommunikation bleibt die schriftliche Kommunikation dokumentiert und kann jederzeit nachgelesen werden. Dies ist besonders wichtig in rechtlichen oder professionellen Kontexten, wo Klarheit und Verlässlichkeit entscheidend sind.

Schriftliche Texte erlauben außerdem eine detaillierte Auseinandersetzung mit komplexen Themen, da sie der Leserin oder dem Leser Zeit zur Verarbeitung geben.

Die drei verschiedenen Kommunikationsformen

verbal	nonverbal	paraverbal
• gesprochenes Wort • geschriebenes Wort	• Mimik • Gestik • Körperhaltung	• Tonfall • Lautstärke • Stimmlage • Sprechtempo • Sprechpausen • Wortwahl • Aussprache

Nonverbale Kommunikation

Nonverbale Kommunikation erfolgt durch Körpersprache, Mimik, Gesten und andere körperliche Signale, die ohne den Gebrauch von Wörtern Informationen übermitteln. Sie ergänzt oder ersetzt die verbale Kommunikation und ist oft ein wesentlicher Teil des emotionalen Ausdrucks eines Menschen. Nonverbale Kommunikation wird oft unbewusst verwendet und wahrgenommen, trägt aber wesentlich zur gesamten Kommunikation bei.

Körpersprache und Gestik

Die Art und Weise, wie jemand steht, sich bewegt oder Gesten verwendet, sendet oft starke Botschaften. Dazu gehören Gesten der Zustimmung (z. B. Nicken), Ablehnung (z. B. Kopfschütteln) oder auch das Zeigen und Winken. Welche Bedeutung hat die Körpersprache für uns?

Gesten und Körperbewegungen helfen, das gesprochene Wort zu verstärken oder zu ergänzen. Ein Lächeln oder Nicken während einer Erklärung verstärkt das Verständnis. Die Körpersprache kann Emotionen klar zum Ausdruck bringen, manchmal sogar effektiver als Worte. Eine entspannte Körperhaltung zeigt beispielsweise Offenheit und Gelassenheit, während verschränkte Arme oft Ablehnung oder Unsicherheit signalisieren.

Und nicht zuletzt kann Körpersprache je nach Kultur unterschiedliche Bedeutungen haben, was in interkulturellen Kontexten zu Missverständnissen führen kann.

Mimik und Blickkontakt

Der Gesichtsausdruck und der Augenkontakt sind zentrale Elemente der nonverbalen Kommunikation. Sie ermöglichen den Ausdruck von Gefühlen wie Freude, Trauer, Wut oder Überraschung. Welche Relevanz besitzen sie für uns?

Gesichtsausdrücke wie z. B. Lächeln oder Stirnrunzeln vermitteln Emotionen unmittelbar und oft unverfälscht, authentisch, was es den Gesprächspartnern ermöglicht, auf einer tieferen Ebene zu kommunizieren.

In vielen Kulturen wird Augenkontakt als Zeichen von Aufmerksamkeit, Respekt und Vertrauenswürdigkeit angesehen. Ein direkter Blick kann eine stärkere Verbindung zwischen den Gesprächspartnern herstellen.

Durch Mimik und Blickverhalten wird außerdem die Dynamik eines Gesprächs gesteuert. Augenkontakt beispielsweise kann uns anzeigen, dass jemand bereit ist zu sprechen oder dass er zuhört.

Räumliches Verhalten (Proxemik)

Der physische Abstand zwischen Personen während eines Gesprächs kann viel über ihre Beziehung und den Grad an Intimität oder Formalität aussagen. Hier sollten wir beachten, dass der als angenehm empfundene Abstand zwischen Gesprächspartnern individuell sehr unterschiedlich sein kann und auch vom kulturellen Hintergrund der Beteiligten abhängt.

Menschen benötigen einen individuell unterschiedlich großen Abstand zu ihrem Gegenüber, einen persönlichen Raum, um sich im Gespräch wohlzufühlen. Ein enger Abstand zwischen Kommunizierenden kann Nähe oder Vertrautheit anzeigen, während ein größerer Abstand oft auf formellere oder distanziertere Beziehungen hinweist.

Der physische Abstand zwischen Menschen, die miteinander sprechen, variiert, wie bereits erwähnt, in unterschiedlichen Kulturen stark. In einigen Kulturkreisen ist es normal, sehr nah beieinander zu stehen, während in anderen mehr Abstand bevorzugt wird.

Berührung (Haptik)

Berührungen wie ein Händedruck, eine Umarmung oder ein Schulterklopfen vermitteln ebenfalls bedeutungsvolle Botschaften. Sie sind eine Form der Kommunikation, die meist aus dem tiefen Inneren eines Menschen kommt und oft unbewusst eingesetzt wird.

Körperliche Berührung kann emotionale Unterstützung, Trost oder Zuneigung ausdrücken. Ein Händedruck kann formelle Höflichkeit zeigen, während eine Umarmung tiefere Verbundenheit signalisiert.

Berührungen sind stark kontextabhängig. Im beruflichen Umfeld sind sie oft begrenzt, eher formal und folgen festen Regeln, während in persönlichen Beziehungen mehr körperlicher Ausdruck zugelassen ist.

Paraverbale Kommunikation

Die paraverbale Kommunikation bezieht sich auf die Art und Weise, wie etwas gesagt wird, und umfasst Elemente wie Tonfall, Lautstärke, Sprechtempo und Betonung. Obwohl diese Faktoren oft als Teil der verbalen Kommunikation wahrgenommen werden, gehören sie zu den nonverbalen Aspekten, die eine Nachricht beeinflussen.

Tonfall

Der Tonfall gibt Hinweise auf Emotionen und kann die Bedeutung einer Botschaft sehr stark beeinflussen. Ein ironischer oder sarkastischer Ton kann beispielsweise das genaue Gegenteil der gesprochenen Worte vermitteln. Der Tonfall nimmt daher in der mündlichen Kommunikation eine bedeutende Rolle ein.

Er kann Gefühle wie Aufregung, Langeweile, Ärger oder Freude vermitteln, selbst wenn die Worte neutral sind. Ein ironisch gefärbter Tonfall hingegen kann eine Aussage in ihr Gegenteil verkehren. Beispiel: Eine Aussage wie »Das ist ja toll!« kann je nach Tonfall ehrlich erfreut oder sarkastisch wirken.

Eine falsche Interpretation des Tonfalls kann zu Missverständnissen führen, in der mündlichen wie schriftlichen Kommunikation: Wenn z. B. der Tonfall vom Verfasser einer schriftlichen oder elektronischen Mitteilung nur mitgedacht wird, kann dies zu falschen Interpretationen des Lesenden führen.

Lautstärke

Die Lautstärke der Stimme kann betonen, wie wichtig eine Botschaft ist, oder sie kann bestimmte Emotionen wie Wut oder Begeisterung vermitteln. Auch sie ist von großer Bedeutung in der mündlichen Kommunikation.

Eine laute Stimme signalisiert häufig Autorität oder Dringlichkeit, während eine leise Stimme Sanftheit oder Zurückhaltung ausdrückt. In zwischenmenschlichen Beziehungen kann die Lautstärke einer Stimme beeinflussen, wie dominant oder schwach eine Person von ihrem Gegenüber wahrgenommen wird.

Sprechtempo

Das Tempo, mit dem jemand spricht, beeinflusst, wie Informationen aufgenommen und verarbeitet werden. Schnelles Sprechen kann Aufregung oder Nervosität anzeigen, während langsames Sprechen Nachdenklichkeit oder Unsicherheit ausdrücken kann. Wie wirkt sich das Sprechtempo im Gespräch aus?

Zu schnelles Sprechen kann es schwer machen, dem Sprecher zu folgen, während langsames Sprechen langweilig oder distanziert wirken kann. Das richtige Tempo schafft eine Balance und erleichtert das Verständnis. Das Sprechtempo kann auch beeinflussen, wie die Gesprächspartner die Interaktion wahrnehmen. Ein gleichmäßiges Tempo schafft oft eine entspannte Atmosphäre.

Die Relevanz der verschiedenen Kommunikationsformen

Jede Kommunikationsform – verbal, nonverbal und paraverbal – spielt eine wesentliche Rolle in der Art und Weise, wie wir Menschen interagieren und Informationen übermitteln. Während die verbale Kommunikation primär Inhalte vermittelt, sind nonverbale und paraverbale Signale entscheidend für das Verständnis von Emotionen, Einstellungen und zwischenmenschlicher Dynamik. Gemeinsam bilden sie ein komplexes Netz aus Informationen, das es uns Menschen ermöglicht, nicht nur Worte, sondern auch Gefühle, Absichten und soziale Beziehungen klar und präzise zu kommunizieren. Das Verständnis und die bewusste Anwendung aller Kommunikationsformen sind entscheidend, um Missverständnisse zu vermeiden und effektive zwischenmenschliche Interaktionen zu fördern.

3 Unterstützte Kommunikation – die Hilfsmittel

Unterstützte Kommunikation (UK) umfasst alle Maßnahmen, Hilfsmittel und Technologien, die Menschen mit fehlender oder eingeschränkter Lautsprache dabei helfen, ihre Kommunikationsfähigkeiten zu verbessern. Ziel der UK ist es, diese Menschen in die Lage zu versetzen, sich auszudrücken, und ihre Teilhabe am sozialen Leben zu verbessern.

Unterstützte Kommunikation ist besonders relevant für Personen, die sich nur schwer verständlich machen können oder über keine Lautsprache verfügen: Menschen mit angeborenen oder erworbenen Kommunikationsbeeinträchtigungen, die etwa bei einer Autismus-Spektrum-Störung, schweren körperlichen Behinderungen, neurologischen Erkrankungen oder nach einem Schlaganfall auftreten können.

Was bedeutet Unterstützte Kommunikation?

Kommunikation ist ein grundlegendes menschliches Bedürfnis, das sowohl für die persönliche Entwicklung als auch für die soziale Teilhabe zentral ist. Menschen, die nicht oder nur eingeschränkt sprechen können, erleben oft erhebliche Barrieren in der Interaktion mit ihrer Umwelt, was zu Isolation, Frustration und Missverständnissen führen kann. Unterstützte Kommunikation hilft diesen Menschen: Sie bietet ihnen

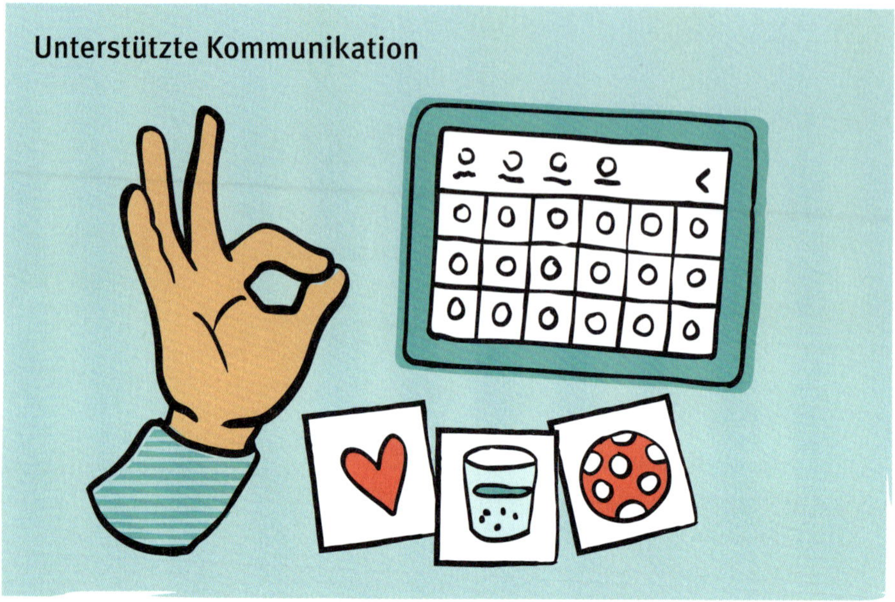

die Möglichkeit, sich klar und verständlich auszudrücken und somit aktiv am sozialen und beruflichen Leben teilzunehmen. Dabei reicht das Spektrum der UK von einfachen nonverbalen Mitteln bis hin zu hochentwickelten technischen Hilfsmitteln. UK kann in drei Hauptkategorien unterteilt werden:

- non-technische und niedrigtechnologische Hilfsmittel
- einfache technische (mitteltechnologische) Hilfsmittel und
- hochtechnologische Hilfsmittel

Non-technische und niedrigtechnologische Hilfsmittel

Diese Form der UK erfordert keine Elektronik und basiert auf einfach umsetzbaren, oft physisch greifbaren Materialien und Methoden. Sie ist leicht verfügbar und kostengünstig, erfordert jedoch oft eine manuelle Handhabung und Anpassung an die individuelle Situation.

GESTEN UND MIMIK Zu den einfachsten Formen der nonverbalen Kommunikation gehören körpereigene Formen wie Gesten, Handzeichen (Abb. Seite 44), Gebärden und Gesichtsausdrücke. Viele Menschen mit Sprachbeeinträchtigungen verwenden diese spontanen Ausdrucksmittel, um sich mitzuteilen. Sie sind leicht verständlich und weit verbreitet, erfordern jedoch ein hohes Maß an gemeinsamer Interpretation.

BILD- UND SYMBOLKARTEN Hierbei handelt es sich um Karten oder Tafeln mit Bildern (Abb. Seite 44), Piktogrammen oder Symbolen, die bestimmte Gegenstände, Aktionen oder Konzepte darstellen. Ein bekanntes System ist das PECS (Picture Exchange Communication System), bei dem Menschen durch das Zeigen oder Austauschen von Bildkarten kommunizieren (Seite 51). Solche Symbole können individuell gestaltet oder aus vorgefertigten Sammlungen wie Metacom (Seite 53) oder Boardmaker (Seite 55) ausgewählt werden.

KOMMUNIKATIONSBÜCHER Diese individuell gestalteten Bücher enthalten Bild- oder Symbolkarten, geordnet nach Kategorien wie Alltagssituationen, Emotionen oder speziellen Bedürfnissen. Die Nutzerin oder der Nutzer zeigt auf die entsprechenden Bilder, um ihre oder seine Wünsche oder Gedanken auszudrücken. Solche Bücher bieten eine einfache, flexible Möglichkeit, ohne technische Unterstützung zu kommunizieren.

ALPHABETTAFELN Diese Tafeln ermöglichen es, durch das Zeigen auf einzelne Buchstaben oder Wörter eine Botschaft zu formulieren. Sie sind insbesondere für Menschen geeignet, die ihre motorischen Fähigkeiten erhalten haben, jedoch Schwierigkeiten mit der Lautsprache haben.

Einfache technische Hilfsmittel (mitteltechnologisch)

Mitteltechnologische Hilfsmittel umfassen einfache elektronische Geräte, die batterie- oder netzbetrieben sind und eine erleichterte Form der Kommunikation ermöglichen. Sie sind in der Regel tragbar und relativ kostengünstig.

TASTEN MIT SPRACHAUFZEICHNUNG Solche Geräte erlauben das Aufzeichnen von Sprache, die durch das Drücken einer Taste abgespielt wird. Beispielsweise kann auf eine Taste die Bitte um ein Getränk aufgezeichnet werden. Bei Bedarf kann die Nutzerin oder der Nutzer diese Taste drücken, um sich verständlich zu machen. Diese Geräte sind besonders hilfreich in einfachen alltäglichen Situationen, in denen schnelle und direkte Kommunikation notwendig ist.

SPRACHGENERATOREN MIT BEGRENZTEM WORTSCHATZ Diese Geräte bieten eine Auswahl an vorgespeicherten Wörtern oder Phrasen, die der Nutzer oder die Nutzerin durch einfaches Auswählen abspielen kann. Sie eignen sich besonders für Menschen mit begrenzten Kommunikationsbedürfnissen oder für Personen, die noch keine komplexen sprachgenerierenden Geräte verwenden können.

Hochtechnologische Hilfsmittel

Hochtechnologische Kommunikationshilfen umfassen computergestützte Sprachgenerierungssysteme, die fortgeschrittene Interaktionsmöglichkeiten bieten. Sie sind oft individuell anpassbar und verfügen über eine Vielzahl von Funktionen, die es den Nutzerinnen und Nutzern ermöglichen, sowohl einfache als auch komplexe Aussagen zu formulieren.

DYNAMISCHE KOMMUNIKATIONSGERÄTE Die sogenannten »Speech-Generating-Devices« (SGDs, auf deutsch Sprachgenerierungssysteme, Abb. Seite 44) verfügen über Touchscreens und benutzerdefinierte Symboltafeln, die durch Berühren oder Antippen die Auswahl von Wörtern oder

Phrasen ermöglichen. Bekannte Beispiele sind Geräte wie Tobii Dynavox oder Gotalk. Sie können sowohl durch direkte Berührung als auch durch alternative Eingabemethoden wie Augensteuerung oder Kopfmaus bedient werden.

AUGENSTEUERUNGSSYSTEME Für Menschen mit schwerer körperlicher Behinderung, die keine oder nur eingeschränkte Bewegungsmöglichkeiten haben, bieten Augensteuerungssysteme eine revolutionäre Lösung, mit der sie wieder Kontakt mit der Welt aufnehmen können. Diese Systeme verfolgen die Augenbewegungen des Nutzers oder der Nutzerin und erlauben es ihm bzw. ihr, durch Fixieren bestimmter Symbole oder Buchstaben eine Nachricht zu formulieren und auszusprechen. Die Geräte sind oft mit Sprachsynthesizern gekoppelt, sodass die ausgewählten Botschaften laut vorgelesen werden.

TABLET-APPS FÜR UNTERSTÜTZTE KOMMUNIKATION Tablets haben als technologische Hilfsmittel in den letzten Jahren an Bedeutung gewonnen, da sie kostengünstiger und zugänglicher sind als viele spezialisierte SGDs. Es gibt eine Vielzahl von Apps wie Proloquo2go (Seite 118), Grid (Seite 126) oder Talktablet (Seite 129), die benutzerfreundliche Oberflächen bieten und eine flexible Anpassung an die individuellen Bedürfnisse der Nutzerin oder des Nutzers ermöglichen.

SCHRIFTBASIERTE KOMMUNIKATIONSHILFEN Für Personen, die schreiben können, aber nicht sprechen, gibt es ebenfalls computergestützte Hilfsmittel, die eingegebenen Text in gesprochene Sprache umwandeln. Diese Hilfen, oft in Laptops oder Tablets integriert, bieten eine effiziente Möglichkeit, komplexe und individuelle Botschaften zu erstellen und damit wieder richtige »Gespräche« zu führen.

Die Relevanz der technologischen Hilfsmittel in der UK

Die Wirksamkeit von unterstützten Kommunikationshilfen und Technologien hängt stark von den individuellen Bedürfnissen der Nutzerinnen und Nutzer ab. Verschiedene Faktoren wie Alter, motorische Fähigkeiten, kognitive Fähigkeiten und das soziale Umfeld beeinflussen die Wahl und den Erfolg der jeweiligen Hilfsmittel. Die richtige Auswahl und die Anpassung der Hilfsmittel haben einen entscheidenden Einfluss auf die soziale Integration der Betroffenen – sie kann ihre Lebensqualität entscheidend verbessern.

FÖRDERUNG DER SOZIALEN TEILHABE Unterstützte Kommunikation ermöglicht es Menschen, die keine Lautsprache nutzen können, aktiv an sozialen Interaktionen teilzunehmen. Dies schließt sowohl alltägliche Gespräche mit Freunden und Familie als auch die Teilnahme am schulischen und beruflichen Leben ein. Durch den Einsatz von Kommunikationshilfen können soziale Barrieren überwunden und der Weg zu einem aktiveren, selbstbestimmten Leben geebnet werden.

WENIGER FRUSTRATION UND ISOLATION Menschen mit eingeschränkter Kommunikationsfähigkeit erleben oft Frustration, weil sie sich nicht ausdrücken können. Dies führt zu Missverständnissen und sozialer Isolation. Durch den Einsatz von UK können diese negativen Auswirkungen gemildert werden, indem den Betroffenen eine Möglichkeit gegeben wird, ihre Bedürfnisse, Wünsche und Gedanken klar und verständlich mitzuteilen. Sie haben endlich »eine Stimme«.

INDIVIDUELLE ANPASSUNG UND FLEXIBILITÄT Moderne Technologien sind sehr anpassungsfähig, sodass die Hilfsmittel individuell auf die Bedürfnisse des Nutzers zugeschnitten werden können. Hochtechnologische Hilfen wie Sprachgeneratoren oder Augensteuerungssysteme sind darauf ausgelegt, verschiedene Ebenen der Komplexität und Individualität zu bedienen. Dadurch sind sie für alle Menschen nutzbar – von Kindern bis zu Erwachsenen mit unterschiedlichen kognitiven und motorischen Voraussetzungen.

Herausforderungen der Unterstützten Kommunikation

Trotz der zahlreichen Vorteile gibt es auch gewisse Vorbehalte beim Einsatz von UK-Hilfsmitteln, die gegen eine Anschaffung sprechen könnten:

KOSTEN UND VERFÜGBARKEIT Viele der hochentwickelten technischen Hilfsmittel sind teuer und für Familien oder Einzelpersonen möglicherweise unerschwinglich, wenn die Krankenkasse sie nicht ausreichend unterstützt. Darüber hinaus kann es in bestimmten Regionen oder Ländern an der nötigen Infrastruktur oder Unterstützung fehlen, um diese Technologien effektiv einzusetzen.

BEDARF AN SCHULUNG UND UNTERSTÜTZUNG Die Nutzung von hochentwickelten UK-Systemen erfordert oft eine intensive Schulung sowohl für die betroffenen Personen als auch für ihre Betreuungspersonen und Lehrkräfte. Ohne angemessene Einweisung und regelmäßige Anpassungen kann die Effektivität der Hilfsmittel eingeschränkt sein.

AKZEPTANZ IM SOZIALEN UMFELD Manchmal stößt der Einsatz von unterstützter Kommunikation auf Ablehnung oder Kritik im sozialen Umfeld der Nutzerinnen und Nutzer. Lehrkräfte, Familienmitglieder, Kolleginnen und Kollegen müssen oft erst sensibilisiert und geschult werden, um die Hilfsmittel als vollwertiges Kommunikationsinstrument zu akzeptieren.

Bildgestützte Kommunikation: Einsatz von Symbolen

Bildgestützte Kommunikation ist eine zentrale Methode der Unterstützten Kommunikation (UK), besonders im Umgang mit Menschen im Autismus-Spektrum, die Schwierigkeiten mit der Lautsprache haben. Diese Form der Kommunikation nutzt visuelle Hilfsmittel wie Symbole, Bilder und Piktogramme, um Menschen eine alternative Möglichkeit der Interaktion zu bieten. Durch den Einsatz von Symbolsystemen wie Metacom (Seite 53), Boardmaker (Seite 55) oder Bliss (Seite 56) können Kommunikationsbarrieren überwunden und soziale Teilhabe gefördert werden.

Unterstützte Kommunikation ist eine große Hilfe

Unterstützte Kommunikation und die damit verbundenen Hilfsmittel und Technologien sind von unschätzbarem Wert für Menschen mit Kommunikationsbeeinträchtigungen. Sie bieten nicht nur die Möglichkeit, sich auszudrücken, sondern helfen den Menschen, am sozialen Leben teilzunehmen, aus der Isolation zu kommen und so ihre Lebensqualität entscheidend zu verbessern. Moderne Technologien wie Sprachgenerierungssysteme (Seite 46), Augensteuerung (Seite 121) und Kommunikations-Apps (Seite 118) eröffnen eine Vielzahl von Möglichkeiten, die Kommunikation an die individuellen Bedürfnisse der Nutzerinnen und Nutzer anzupassen. Die Herausforderungen in Bezug auf Kosten, Verfügbarkeit und Schulung müssen jedoch kontinuierlich angegangen werden, um sicherzustellen, dass jeder Mensch, der Unterstützung benötigt, Zugang zu den besten verfügbaren Kommunikationshilfen erhält.

Bildgestützte Kommunikation bei Autismus

Menschen mit Autismus-Spektrum-Störung zeigen häufig Einschränkungen im Bereich der verbalen Kommunikation. Viele von ihnen haben Schwierigkeiten, gesprochene Sprache zu verstehen und zu verwenden. Hier kann die bildgestützte Kommunikation eine effektive Brücke schlagen, da Menschen mit Autismus häufig eine hohe Affinität zu visuellen Reizen haben. Symbole, Bilder und Piktogramme bieten eine klare, visuell ansprechende Möglichkeit, um komplexe Informationen darzustellen und die Kommunikation mit anderen zu erleichtern.

Die verschiedenen Systeme zur bildgestützten Kommunikation – beispielsweise PECS, Metacom, Boardmaker und Bliss – bieten vielfältige Ansätze, die je nach den jeweiligen kognitiven Fähigkeiten und spezifischen

Kommunikationsbedürfnissen von Menschen, insbesondere im Autismus-Spektrum, eingesetzt werden können. Diese Systeme unterscheiden sich in ihren Konzepten, der Anwendbarkeit und den Zielgruppen, für die sie besonders geeignet sind. Die besonderen Vorteile der bildgestützten Kommunikation sind:

VISUALISIERUNG ALS STÄRKE Menschen mit ASS denken häufig in Bildern, was den Einsatz von Symbolen und visuellen Hilfsmitteln besonders effektiv macht. Bildgestützte Kommunikation baut auf dieser Stärke auf und ermöglicht es, Sprache visuell zu erfassen und zu verarbeiten.

UNTERSTÜTZUNG SOZIALER INTERAKTIONEN Viele Autisten kämpfen mit der sozialen Kommunikation. Symbole und Bilder können helfen, soziale Regeln zu vermitteln und Interaktionen zu erleichtern, indem sie klare und verständliche Anweisungen oder Möglichkeiten zur Reaktion bieten. So können z. B. Karten genutzt werden, auf denen Emotionen abgebildet sind. Diese werden dann in der entsprechenden Situation gezeigt. Oder es wird anhand eines Gefühlsbarometers gezeigt, wie sich die emotionale Stimmung ändert.

PECS (Picture Exchange Communication System)

Das Picture Exchange Communication System (PECS) ist eines der bekanntesten und am häufigsten verwendeten Systeme in der bildgestützten Kommunikation für Menschen mit ASS. PECS basiert auf dem Prinzip, dass die Nutzerin oder der Nutzer durch den Austausch eines Bildes oder Symbols mit einem Kommunikationspartner eine Nachricht übermittelt. Was ist das Besondere an diesem System?

STRUKTUR UND PHASEN PECS wird in mehreren Phasen aufgebaut. In der ersten Phase lernt der Nutzer, ein Bild gegen ein Objekt oder eine gewünschte Aktivität einzutauschen. Später wird die Nutzerin oder der Nutzer in die Lage versetzt, ganze Sätze durch Bilder zu formulieren und zunehmend komplexere Wünsche und Bedürfnisse zu kommunizieren.

AUTISMUS-SPEZIFISCHER NUTZEN PECS ist besonders für Kinder mit Autismus geeignet, da es auf die visuelle Stärke und klare Strukturen setzt. Durch die wiederholte Verwendung und das strukturierte Training können sie lernen, PECS als verlässliches Kommunikationsmittel in verschiedenen Alltagssituationen zu verwenden.

Welche Stärken hat das PECS-System?

- **Einfachheit:** PECS ist besonders für den Einstieg in die bildgestützte Kommunikation geeignet, da es auf einfachen Prinzipien des Austauschs von Bildern basiert. Nutzerinnen und Nutzer lernen, dass Kommunikation einen unmittelbaren Effekt hat, indem sie ein Bild gegen einen gewünschten Gegenstand oder eine Aktivität eintauschen.
- **Strukturierte Progression:** Das System ist in Phasen aufgebaut, die von der einfachsten Ebene des Austauschs bis hin zu komplexeren Satzkonstruktionen führen. Diese klare Struktur ist für viele Menschen mit Autismus, die auf festgelegte Abläufe und Strukturen angewiesen sind, besonders hilfreich.
- **Förderung der aktiven Kommunikation:** PECS fördert die Nutzerin oder den Nutzer aktiv, indem diese bzw. dieser die Initiative ergreifen muss, um durch den Austausch eines Bildes seine Bedürfnisse mitzuteilen. Dies fördert die Kommunikationsfähigkeit, indem das Kind oder der Erwachsene lernt, Wünsche und Absichten auszudrücken.

Welche Schwächen lassen sich feststellen?

- **Eingeschränkte Flexibilität:** PECS ist auf einen sehr spezifischen Kommunikationsprozess ausgerichtet und bietet weniger Flexibilität als andere Systeme. Für komplexere Kommunikationsbedürfnisse oder abstrakte Konzepte stößt PECS schnell an seine Grenzen.

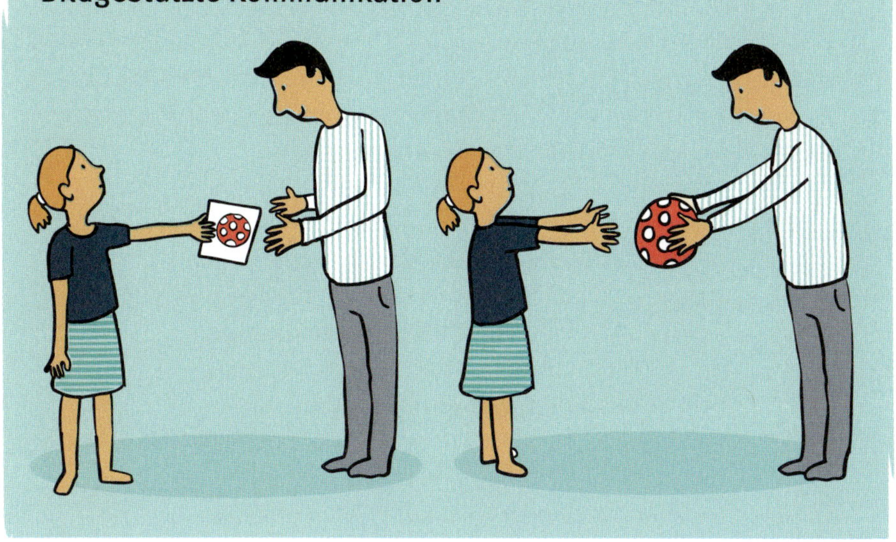

Bildgestützte Kommunikation

- **Zeitintensiver Aufbau:** Der Aufbau der verschiedenen PECS-Phasen erfordert intensive und langwierige Übung. Die Fortschritte können langsam sein, was für manche Nutzer frustrierend sein kann.

Metacom

Metacom ist ein Symbolsystem, das in der Unterstützten Kommunikation häufig verwendet wird. Es umfasst eine umfangreiche Sammlung von Symbolen, die sowohl in der bildgestützten Kommunikation als auch in pädagogischen und therapeutischen Settings eingesetzt werden. Wodurch zeichnet sich Metacom aus?

VIELFÄLTIGE EINSATZMÖGLICHKEITEN Metacom-Symbole sind besonders anpassbar und können individuell auf die Bedürfnisse des Nutzers zugeschnitten werden. Sie sind einfach und klar in ihrer Gestaltung, was besonders bei Menschen mit ASS von Vorteil ist, da eine visuelle Überladung vermieden wird.

NUTZERFREUNDLICHKEIT Die Symbole von Metacom sind auch in digitalen Formaten verfügbar, sodass sie in Apps, auf Tablets oder Kommunikationsgeräten verwendet werden können (Seite 118). Dies erleichtert den Zugang und die Integration in den Alltag von Menschen, die auf visuelle Kommunikation angewiesen sind.

Welche Stärken hat Metacom als bildgebendes System?

- **Vielfalt der Symbole:** Metacom bietet eine breite Palette an Symbolen und Bildern, die in vielen verschiedenen Kommunikationssituationen verwendet werden können. Diese große Auswahl ermöglicht es, auf die individuellen Bedürfnisse und Vorlieben der Nutzerin oder des Nutzers einzugehen.
- **Hohe Anpassbarkeit:** Symbole können leicht an verschiedene Situationen und Themen angepasst werden. Dies macht Metacom besonders geeignet für den Einsatz in individuellen Kommunikationsbüchern, als Unterrichtsmaterial oder für »Social Stories« (soziale Geschichten, Seite 119), die spezifische Situationen beschreiben.
- **Digitale Integration:** Metacom-Symbole sind nicht nur auf Papier, sondern auch in digitalen Formaten verfügbar. Sie können leicht in Apps und auf Kommunikationsgeräten verwendet werden, was die Anwendung für Nutzerinnen und Nutzer mit technischen Hilfsmitteln erheblich erleichtert.

Welche Schwächen lassen sich feststellen?

- **Fähigkeit zur Symbolverarbeitung ist nötig:** Nutzerinnen und Nutzer müssen in der Lage sein, Symbole korrekt zu interpretieren und anzuwenden. Bei Menschen mit stärkeren kognitiven Beeinträchtigungen oder sehr jungen Kindern kann diese Anforderung problematisch sein.

Boardmaker

Boardmaker ist eine beliebte Software, die in der Unterstützten Kommunikation weit verbreitet ist und es den Menschen ermöglicht, eigene Kommunikationshilfen in Form von Tafeln, Arbeitsblättern und Symbolsammlungen zu erstellen. Was ist das Besondere an diesem System?

FLEXIBEL UND ANPASSUNGSFÄHIG Boardmaker bietet eine große Sammlung von Symbolen, die für unterschiedlichste Kommunikationszwecke eingesetzt werden können. Das Programm ermöglicht es, eigene Bilder hochzuladen und die vorhandenen Symbole individuell anzupassen, um eine passgenaue Kommunikationshilfe zu erstellen.

BESONDERS GEEIGNET BEI ASS Durch die Flexibilität von Boardmaker können Kommunikationshilfen gestaltet werden, die exakt den Bedürfnissen von Menschen mit Autismus entsprechen. Es können z. B. Abläufe, Routinen oder soziale Geschichten bildlich dargestellt werden, um den Betroffenen klare Handlungsanweisungen zu geben.

Welches sind die Stärken von Boardmaker?

- **Flexibilität und Kreativität:** Boardmaker ermöglicht es den Menschen mit ASS, Kommunikationshilfen maßgeschneidert zu erstellen. Es bietet nicht nur vorgefertigte Symbole, sondern auch die Möglichkeit, eigene Bilder hochzuladen und individuell anzupassen.
- **Umfangreiche Symbolsammlung:** Boardmaker hat eine riesige Symbolbibliothek, die sich leicht in verschiedenen Kontexten einsetzen lässt. Dies ist besonders hilfreich, wenn spezifische Themen oder Alltagssituationen visualisiert werden sollen.
- **Vielfältige Einsatzmöglichkeiten:** Das System ist sehr vielseitig einsetzbar – von der Gestaltung von Kommunikationsbüchern und Tafeln bis hin zu komplexen Lernmaterialien. Dies macht es zu einem leistungsstarken Werkzeug in der UK.

Welche Schwächen hat die Software?

- **Komplexität:** Die große Flexibilität und Anpassbarkeit kann für einige Benutzer überwältigend sein. Es erfordert oft eine gewisse Lernkurve, um Boardmaker effektiv zu nutzen.

Bliss-Symbolik

Bliss-Symbolik ist ein weiteres, weniger verbreitetes, aber sehr strukturiertes Symbolsystem, das auf einer symbolischen Darstellung von Sprache basiert. Es besteht aus abstrakten Symbolen, die für Begriffe, Konzepte und sogar ganze Sätze stehen können. Wodurch zeichnen sie sich aus?

KOMPLEXITÄT Bliss-Symbole sind komplexer als einfache Piktogramme oder Fotos und erfordern ein tieferes Verständnis der Symbole und ihrer Bedeutung. Sie werden oft von Menschen verwendet, die schon über grundlegende Kommunikationsfähigkeiten verfügen und in der Lage sind, abstrakter zu denken.

AUTISMUSSPEZIFISCHE ANWENDUNGEN Bei Menschen mit Autismus, die auf höherem kognitivem Niveau kommunizieren können, könnte Bliss eine erweiterte Möglichkeit der Kommunikation darstellen. Aufgrund der Abstraktionsfähigkeit, die Bliss erfordert, ist dieses System jedoch weniger für Personen mit schweren kognitiven Einschränkungen geeignet.

Welches sind die Stärken von Bliss-Symbolik?

- **Abstrakte und komplexe Kommunikation:** Bliss-Symbole ermöglichen eine fortgeschrittene Ebene der Kommunikation, da sie nicht nur einfache Gegenstände und Aktionen darstellen, sondern auch abstrakte Konzepte und sogar grammatische Strukturen abbilden können. Dies macht Bliss besonders geeignet für Menschen, die in der Lage sind, auf höherem kognitivem Niveau zu kommunizieren.

Welche Schwächen hat dieses System?

- **Hohe Abstraktion:** Die Komplexität der Bliss-Symbole erfordert ein tiefes Verständnis der Symbolik und abstrahierten Bedeutungen. Dies kann besonders für Menschen mit schwereren kognitiven Einschränkungen oder Nutzer, die visuelle Klarheit benötigen, eine Herausforderung darstellen.
- **Aufwendiges Erlernen:** Das Erlernen und Anwenden von Bliss erfordert deutlich mehr Zeit und Engagement als andere Systeme. Dies kann für manche Menschen eine Hürde darstellen.

Vergleich der Systeme in Bezug auf Autismus

PECS ist am besten geeignet für Autisten, die gerade erst anfangen, Kommunikation zu erlernen, da es sehr strukturiert ist und den Nutzern ermöglicht, durch einen einfachen Austausch von Bildern zu kommunizieren. Es ist ideal für die Förderung der Basis-Kommunikationsfähigkeiten.

Die Systeme Metacom und Boardmaker sind flexibler und ermöglichen eine größere Anpassung an individuelle Bedürfnisse. Sie bieten sich besonders für Menschen mit autistischen Störungen an, die bereits eine gewisse Fähigkeit zur Symbolverarbeitung besitzen oder deren Kommunikationsbedürfnisse über einfache Austauschsituationen hinausgehen.

Bliss ist vor allem für fortgeschrittene Nutzer geeignet. Es ist weniger hilfreich für Personen mit stärkeren kognitiven Einschränkungen, da es mehr Abstraktionsvermögen erfordert.

Wie Symbole und Bilder die Kommunikation erleichtern

Die bildgestützte Kommunikation unterstützt den Kommunikationsprozess auf vielfältige Weise. Menschen, die nicht oder nur eingeschränkt sprechen können, können sich leichter mitteilen:

WENIGER MISSVERSTÄNDNISSE Symbole und Bilder sind oft eindeutiger als gesprochene Sprache, insbesondere für Menschen mit Autismus, die mit den Nuancen der verbalen Kommunikation Schwierigkeiten haben.

MEHR UNABHÄNGIGKEIT Durch den Einsatz von Symbolen und Bildern können die Menschen eigenständig Wünsche, Bedürfnisse und Meinungen ausdrücken, ohne auf verbale Sprache angewiesen zu sein. Dies stärkt ihr Selbstbewusstsein und ihre Selbstständigkeit.

MEHR SOZIALE TEILHABE Menschen mit Autismus, die auf Symbole und Bilder zugreifen können, sind eher in der Lage, aktiv an Gesprächen und sozialen Interaktionen teilzunehmen, da sie auf eine verlässliche Kommunikationsmethode zurückgreifen können.

ERLEICHTERTER SPRACHERWERB Bei Kindern mit Autismus kann die bildgestützte Kommunikation als Brücke zum Spracherwerb dienen. Oftmals beginnen Kinder mit der Verwendung von Symbolen und entwickeln später verbale Fähigkeiten, indem sie die Symbole mit Lauten oder Worten verknüpfen.

Herausforderungen der bildgestützten Kommunikation

Trotz ihrer vielen Vorteile gibt es auch Herausforderungen beim Einsatz der bildgestützten Kommunikation, besonders bei Menschen mit autistischen Störungen:

INDIVIDUELLE ANPASSUNG Jeder Mensch im Autismus-Spektrum ist einzigartig. Das richtige Kommunikationssystem muss sorgfältig ausgewählt und an die speziellen Bedürfnisse und Fähigkeiten des Einzelnen angepasst werden. Was für den einen funktioniert, mag für den anderen nicht effektiv sein.

SCHWIERIGE ÜBERTRAGUNG Manche Menschen im Autismus-Spektrum haben Schwierigkeiten, die in einem bestimmten Kontext erlernte Kommunikationsweise auf andere Situationen zu übertragen. Ein Symbol, das im schulischen Kontext genutzt wird, muss nicht unbedingt in der häuslichen Umgebung dieselbe Bedeutung oder Reaktion hervorrufen.

FEHLENDE MOTIVATION Einige Menschen mit Autismus zeigen anfangs wenig Interesse an der Nutzung von Symbolen oder Bildern zur Kommunikation, besonders, wenn sie die Relevanz für sich nicht erkennen. Ein schrittweiser, geduldiger Aufbau der Motivation ist entscheidend.

Mehr Austausch durch bildgestützte Kommunikation

Bildgestützte Kommunikation mit Symbolen und Bildern ist eine unverzichtbare Methode zur Förderung der Kommunikation bei Menschen im Autismus-Spektrum. Die Systeme PECS, Metacom, Boardmaker und Bliss bieten verschiedene Ansätze, die je nach individuellen Fähigkeiten und Bedürfnissen des Nutzers angepasst werden können. Durch den gezielten Einsatz dieser visuellen Hilfsmittel können Menschen mit Autismus Barrieren in der Kommunikation überwinden, ihre Selbstständigkeit steigern und mehr am sozialen Leben teilnehmen. Dennoch erfordert die Einführung und Nutzung dieser Systeme eine sorgfältige Anpassung und kontinuierliche Unterstützung, um die bestmöglichen Ergebnisse zu erzielen.

ZWEITER TEIL

KOMMUNIKATIONS-PROBLEME BEI MENSCHEN IM AUTISMUS-SPEKTRUM

4 Herausforderungen in der Kommunikation

Kommunikationsbarrieren sind vielfältig und betreffen uns alle, doch für Menschen mit Autismus-Spektrum-Störung sind diese Hindernisse besonders herausfordernd. Sie erschweren den Austausch von Informationen und können im Alltag zu Missverständnissen, Frustration und Isolation führen.

Die Probleme, die in der Kommunikation auftreten, können sehr unterschiedlich sein. Hier lohnt sich ein genauerer Blick auf typische Kommunikationsbarrieren und ihre Ursachen, der auch speziell die Herausforderungen für Menschen mit Autismus berücksichtigt.

Welche Ursachen haben Kommunikationsbarrieren?

KULTURELLE UNTERSCHIEDE beeinflussen die Art und Weise, wie Menschen miteinander kommunizieren. Unterschiede in Werten, Normen und Kommunikationsstilen können zu Missverständnissen führen. Für Menschen mit Autismus sind ungeschriebene soziale Regeln oft schwer verständlich. Verhaltensregeln wie die richtige Gesprächsdistanz oder Höflichkeitsformen sind kulturell geprägt und müssen intuitiv erfasst werden – eine Fähigkeit, die bei Menschen im Autismus-Spektrum eingeschränkt sein kann. Sie neigen dazu, sehr direkt und ehrlich zu kommunizieren, was in manchen Kulturen als unhöflich empfunden wird. Hinzu kommt, dass Menschen mit Autismus nonverbale Signale wie Mimik und Gestik, die häufig kulturabhängig sind, meist nicht richtig deuten können.

SPRACHLICHE BARRIEREN treten auf, wenn Gesprächspartner verschiedene Sprachen sprechen oder sich auf unterschiedlichen Sprachniveaus befinden. Bei Menschen mit Autismus kommen zusätzliche sprachliche Herausforderungen hinzu. Da sie Sprache häufig wortwörtlich interpretieren, haben sie Schwierigkeiten, Metaphern, Redewendungen oder Ironie zu verstehen. Dies kann zu Missverständnissen führen, wenn nicht eindeutig formuliert wird. Darüber hinaus fällt es vielen Menschen im Autismus-Spektrum schwer, ihre Gedanken klar und strukturiert auszudrücken, was die Kommunikation zusätzlich erschwert. Fachjargon und indirekte Ausdrucksweisen stellen für sie ebenfalls eine Hürde dar, da diese oft nicht auf den ersten Blick nachvollziehbar sind.

EMOTIONALE BARRIEREN beeinflussen die Kommunikation ebenfalls erheblich. Emotionen, die unausgesprochen im Raum stehen, können den Informationsaustausch behindern. Menschen mit Autismus haben oft Schwierigkeiten, die emotionalen Nuancen in Stimme oder Gesichtsausdruck ihres Gegenübers zu erkennen. Dadurch können sie wichtige emotionale Botschaften übersehen, was von anderen als Unbeteiligtheit oder Distanziertheit wahrgenommen werden kann. Gleichzeitig drücken Menschen mit Autismus ihre eigenen Gefühle möglicherweise anders aus als nicht autistische Menschen, was es für diese schwer macht, ihre Emotionen zu deuten. Angst oder Unsicherheit in sozialen Situationen können dazu führen, dass Menschen mit Autismus Gespräche meiden.

PHYSISCHE BARRIEREN umfassen äußere Hindernisse wie laute Umgebungen oder räumliche Distanz. Bei Menschen mit Autismus kommt häufig eine starke sensorische Empfindlichkeit hinzu. Geräusche, helle Lichter oder viele parallele Gespräche im Umfeld können eine Überlastung verursachen, die es ihnen unmöglich macht, sich auf ein Gespräch zu konzentrieren. Dies führt dazu, dass sie sich in solchen Umgebungen zurückziehen oder nicht an Gesprächen teilnehmen können. Diese sensorische Überforderung ist bei vielen Menschen mit Autismus ein Grund, warum sie sich in ruhigen und strukturierten Umgebungen wohler fühlen.

PERZEPTUELLE BARRIEREN beziehen sich auf Unterschiede in der Wahrnehmung und der Interpretation von Informationen. Menschen mit Autismus erleben ihre Umwelt oft anders. Sie konzentrieren sich auf Details und können dabei das große Ganze eines Gesprächs übersehen. Eine wörtliche Interpretation von Aussagen kann problematisch sein, wenn indirekte Hinweise oder subtile Andeutungen gemacht werden. Das bedeutet, dass Informationen, die für neurotypische Menschen gut verständlich sind, für Menschen mit Autismus eine Herausforderung darstellen können. Wenn implizite Botschaften nicht wahrgenommen oder falsch interpretiert werden, kommt es häufig zu Missverständnissen.

PSYCHOLOGISCHE BARRIEREN beziehen sich auf die innere Einstellung und Denkweise eines Gesprächspartners. Für Menschen mit Autismus sind Vorhersehbarkeit und Routine meist sehr wichtig, was es ihnen schwer machen kann, sich auf spontane Gespräche einzulassen. Soziale Ängste und die Angst vor Missverständnissen können dazu führen, dass sie Gespräche ganz vermeiden. Viele Menschen im Autismus-Spektrum haben aufgrund ihrer bisherigen Erfahrungen mit Missverständnissen oder sozialer Ablehnung eine Scheu, sich auf sozialen Austausch einzulassen. Diese Erfahrungen verstärken ihren Wunsch nach klarer, strukturierter Kommunikation und machen es schwer für sie, sich auf unklare oder indirekte Gesprächsverläufe einzulassen.

ORGANISATORISCHE BARRIEREN treten vor allem im beruflichen Kontext auf. Unklare Strukturen, Aufgabenverteilungen oder Erwartungen können zu Verwirrung führen. Menschen im Autismus-Spektrum bevorzugen meist präzise Anweisungen und klare Kommunikation. Doch in vielen Organisationen sind Vorgaben eher vage formuliert, was zu Missverständnissen führt und die Betroffenen überfordern kann. Zudem fällt es Menschen mit Autismus schwer, in hierarchischen Strukturen um Hilfe zu bitten oder sich in unübersichtlichen Prozessen zurechtzufinden. Diese Schwierigkeiten können zu einer zusätzlichen Belastung führen, wenn die Anforderungen in der Arbeitsumgebung schnell wechseln und flexible Anpassungen erforderlich sind.

TECHNOLOGISCHE BARRIEREN haben in der digitalen Welt zugenommen und betreffen auch die Kommunikation von Menschen mit Autismus. Obwohl digitale Kommunikation viele Vorteile bietet, stellen Videokonferenzen oder Chat-Tools zusätzliche Hürden dar. Menschen im Autismus-Spektrum haben oft Schwierigkeiten, nonverbale Hinweise wie Mimik oder Körpersprache in Videokonferenzen korrekt zu deuten. Auch die Nutzung mehrerer digitaler Kanäle gleichzeitig kann überfordern, da die vielen Reize und Informationen schwer zu verarbeiten sind. Menschen mit Autismus bevorzugen häufig schriftliche Kommunikation,

Wichtig sind klare Kommunikation und gegenseitige Wertschätzung

Zusammenfassend lässt sich sagen, dass Kommunikationsbarrieren sowohl für neurotypische Menschen als auch für Menschen mit ASS Herausforderungen darstellen, jedoch von Menschen im Autismus-Spektrum oft auf eine besondere Weise erlebt werden. Die Unterschiede in Wahrnehmung, Verarbeitung und Ausdruck führen dazu, dass typische Barrieren verstärkt oder anders empfunden werden. Um eine inklusive Kommunikation zu ermöglichen, ist es wichtig, die Bedürfnisse von Menschen mit Autismus zu berücksichtigen. Klare, strukturierte und barrierefreie Kommunikationswege helfen dabei, Missverständnisse zu vermeiden und eine wertschätzende und respektvolle Interaktion zu fördern. Wenn wir alle uns dieser Barrieren bewusst sind, können wir ein Umfeld schaffen, in dem sich alle Beteiligten verstanden und respektiert fühlen.

da sie diese in ihrem eigenen Tempo verarbeiten können. Doch nicht immer ist es möglich, diesen Wunsch in der digitalen Kommunikation zu berücksichtigen, was zu Frustrationen führen kann.

Wie die Persönlichkeit die Kommunikationsfähigkeit beeinflusst

Individuelle Unterschiede spielen eine entscheidende Rolle in der Kommunikation zwischen uns Menschen. Bei Personen im Autismus-Spektrum zeigen sich solche Unterschiede besonders deutlich, da die Art und Weise, wie sie Informationen wahrnehmen, verarbeiten und weitergeben, oft von den gängigen Normen abweicht. Diese individuellen Besonderheiten beeinflussen die Kommunikationsfähigkeit maßgeblich und können sowohl hinderlich als auch förderlich sein. Es ist wichtig, diese Unterschiede zu verstehen – nur so können die speziellen Bedürfnisse der Menschen im Autismus-Spektrum wirklich berücksichtigt werden, kann die Kommunikation mit ihnen besser gelingen. Welches sind die wesentlichen persönlichen Merkmale, die sich auf die Kommunikationsfähigkeit von Menschen im Autismus-Spektrum auswirken können?

Individuelle Unterschiede spielen eine große Rolle

KOGNITIVE FÄHIGKEITEN sind von zentraler Bedeutung bei der Kommunikation und die Ausprägung dieser Fähigkeiten ist bei Menschen mit Autismus sehr unterschiedlich. Das Spektrum reicht von Menschen mit einer kognitiven Beeinträchtigung bis hin zu hochintelligenten Personen mit einem ausgeprägten Verständnis für komplexe Sachverhalte. Menschen mit überdurchschnittlichen kognitiven Fähigkeiten haben möglicherweise ein tiefes Interesse an speziellen, oft hochkomplexen Themen und bereichern die Gespräche durch eine hohe Detailgenauigkeit. Allerdings kann diese Fokussierung dazu führen, dass sie Schwierigkeiten haben, das Interesse und die Perspektive ihrer Gesprächspartner zu erkennen. Sie tendieren dazu, sehr detailorientiert zu sprechen, was von anderen als »abschweifend« wahrgenommen werden kann. Andererseits können Menschen mit geringeren kognitiven Fähigkeiten auf einfachere und direktere Ausdrucksformen angewiesen sein, was Missverständnisse verursachen kann, wenn komplexere soziale oder sprachliche Erwartungen an sie gestellt werden.

SENSORISCHE EMPFINDLICHKEIT ist ein weiteres Merkmal, das die Kommunikationsfähigkeit stark beeinflusst. Viele Menschen im Autismus-Spektrum haben eine Über- oder Unterempfindlichkeit gegenüber sensorischen Reizen wie Licht, Geräuschen, Gerüchen oder Berührungen. Eine sensorische Überempfindlichkeit kann dazu führen, dass Menschen in lauten Umgebungen oder bei intensiven visuellen Reizen Schwierigkeiten haben, sich auf ein Gespräch zu konzentrieren. Gespräche in solchen Situationen können sie stark überfordern, was zu einem Rückzug oder sogar einem Abbruch der Kommunikation führt. Diese sensorische Überforderung kann zur Folge haben, dass Menschen im Autismus-Spektrum soziale Interaktionen ganz vermeiden, um sich vor unangenehmen Reizen zu schützen. Menschen mit einer Unterempfindlichkeit hingegen suchen intensive Reize, um sich zu stimulieren, was für Gesprächspartner irritierend sein kann und den Austausch erschwert.

SPRACHLICHE FÄHIGKEITEN sind bei Menschen mit Autismus ebenfalls sehr unterschiedlich ausgeprägt. Während einige Menschen im Autismus-Spektrum kaum oder gar nicht verbal kommunizieren, verfügen andere über eine ausgeprägte Sprachkompetenz. Bei nicht verbal kommunizierenden Menschen werden alternative Kommunikationsformen wie Gebärdensprache, Bildkarten oder Schrift verwendet. Diese Methoden können die Kommunikation erleichtern, erfordern jedoch eine Anpassung von beiden Seiten. Menschen mit hoch entwickelten sprachlichen Fähigkeiten neigen oft dazu, eine sehr formale und präzise Sprache zu verwenden, die von ihrem Umfeld als »ungewöhnlich« wahrgenommen wird. Gleichzeitig haben sie, wie bereits beschrieben, oft Schwierigkeiten, Ironie, Metaphern oder Redewendungen zu verstehen, da sie

Individuelle Faktoren beeinflussen die zwischenmenschliche Kommunikation

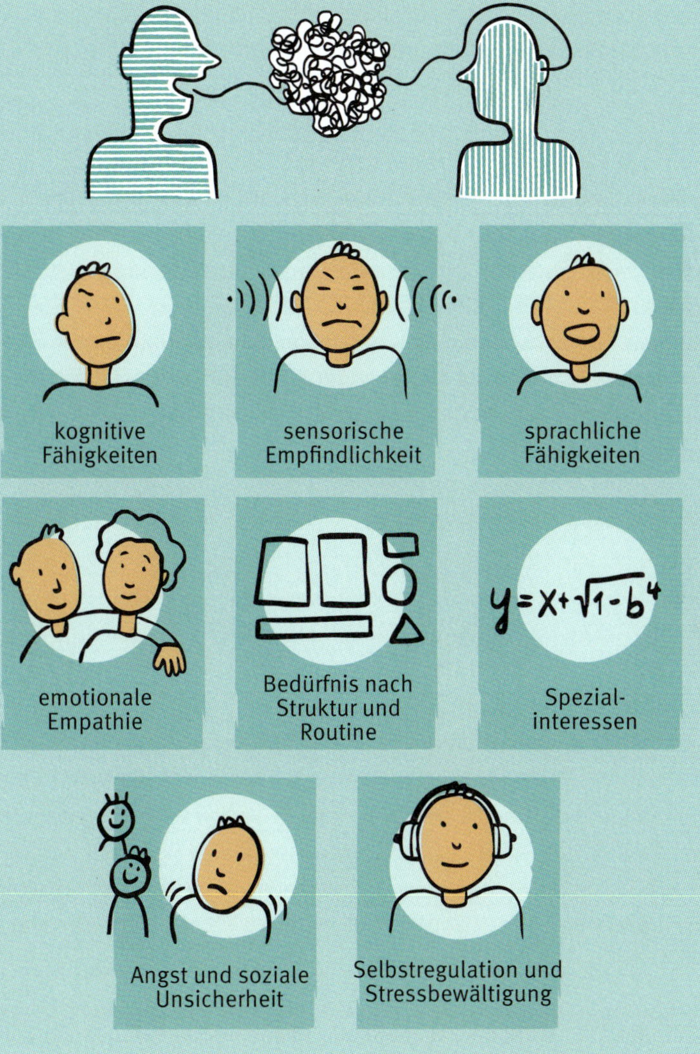
kognitive Fähigkeiten
sensorische Empfindlichkeit
sprachliche Fähigkeiten
emotionale Empathie
Bedürfnis nach Struktur und Routine
$y = x + \sqrt{1 - b^4}$
Spezial-interessen
Angst und soziale Unsicherheit
Selbstregulation und Stressbewältigung

Sprache wortwörtlich interpretieren. Diese Diskrepanz zwischen sprachlicher Präzision und dem Verständnis von impliziten Bedeutungen kann zu Missverständnissen führen.

EMOTIONALE EMPATHIE und die Fähigkeit, sich in andere hineinzuversetzen, sind bei Menschen im Autismus-Spektrum oft eingeschränkt. Diese Eigenschaft, die Gedanken, Gefühle und Absichten anderer erkennen zu können, wird in der Psychologie als »Theory of Mind« bezeichnet. Menschen mit Autismus haben Schwierigkeiten, nonverbale Signale wie Gesichtsausdrücke, Körpersprache oder Stimmlagen zu deuten. Diese eingeschränkte emotionale Empathie kann dazu führen, dass sie das emotionale Befinden ihres Gegenübers nicht korrekt einschätzen und dadurch in sozialen Situationen als unaufmerksam oder desinteressiert wahrgenommen werden. Auf der anderen Seite sind viele Menschen im Autismus-Spektrum sehr sensibel gegenüber dem eigenen emotionalen Erleben und können dadurch intensive Gefühle wie Angst oder Freude nur schwer kontrollieren, was in Gesprächen zu Missverständnissen führen kann.

DAS BEDÜRFNIS NACH STRUKTUR UND ROUTINE ist ein weiteres Merkmal, das bei Menschen im Autismus-Spektrum stark ausgeprägt sein kann und ihre Kommunikationsfähigkeit beeinflusst. Viele Menschen mit Autismus bevorzugen eine klare Struktur in Gesprächen und fühlen sich unwohl bei spontanen Themenwechseln oder unvorhersehbaren Situationen. Dies kann dazu führen, dass sie sich in Gesprächen zurückziehen, wenn sie den Ablauf nicht kontrollieren können. In einer strukturierten Umgebung können sie hingegen ihre Fähigkeiten oft besser einbringen. Die Präferenz für Vorhersehbarkeit hat oft zur Folge, dass sie auf Gesprächsregeln wie etwa festen Redezeiten bestehen und Schwierigkeiten haben, in informellen, unstrukturierten Gesprächen mitzuhalten. Gleichzeitig schätzen sie es, wenn Gespräche klar und ohne Andeutungen geführt werden, da sie sich dadurch sicherer fühlen.

SPEZIALINTERESSEN sind bei vielen Menschen im Autismus-Spektrum stark ausgeprägt, entsprechend beeinflussen sie die Art und Weise, wie diese kommunizieren. Viele Menschen mit Autismus entwickeln intensive Interessen an bestimmten Themen und neigen dazu, diese detailliert und leidenschaftlich in Gesprächen zu behandeln. Dies kann auf andere faszinierend wirken, aber auch zu Situationen führen, in denen die Menschen sich in Details verlieren und den Gesprächsfluss dominieren. Die Begeisterung für Spezialthemen kann ihnen helfen, in Gesprächen durch eine besondere Expertise zu überzeugen, aber sie haben gleichzeitig oft Schwierigkeiten, das Interesse ihrer Gesprächspartner einzuschätzen und rechtzeitig das Thema zu wechseln. Dies kann dazu führen, dass andere sich überfordert oder gelangweilt fühlen, wenn das Thema nicht ihren eigenen Interessen entspricht.

ANGST UND SOZIALE UNSICHERHEIT sind häufige Begleiterscheinungen bei Menschen mit Autismus und beeinflussen ihre Kommunikationsfähigkeit maßgeblich. Soziale Situationen können für sie sehr belastend sein, besonders wenn die unausgesprochenen Regeln unklar sind und Erwartungen bestehen. Viele Menschen im Autismus-Spektrum haben Angst davor, missverstanden zu werden oder unpassende Dinge zu sagen, was dazu führen kann, dass sie in Gesprächen sehr zurückhaltend sind oder sich sogar ganz aus sozialen Interaktionen zurückziehen. Diese Unsicherheit führt häufig zu einem Bedürfnis nach klaren Anweisungen und Erwartungen in sozialen Situationen. Andererseits kann die Angst in sozialen Situationen auch dazu führen, dass Menschen im Autismus-Spektrum eher defensive oder rigide Kommunikationsmuster entwickeln, um sich selbst zu schützen.

SELBSTREGULATION UND STRESSBEWÄLTIGUNG sind ebenfalls entscheidend dafür, wie Menschen im Autismus-Spektrum auf Kommunikationsanforderungen reagieren. Viele haben Schwierigkeiten, Stress und starke emotionale Reaktionen zu kontrollieren, was es für sie schwerer macht, mit anderen zu kommunizieren. Situationen, die von anderen als normal empfunden werden, können für sie schnell überwältigend sein und zu einer Überlastung führen, die es ihnen erschwert, klar und effektiv zu kommunizieren. In stressigen Situationen kommt es daher vor, dass sie sich nicht mehr auf das Gespräch konzentrieren können oder sich verbal oder nonverbal ganz zurückziehen. Einige Menschen im Autismus-Spektrum haben zudem Strategien entwickelt, um sich zu

Wichtig ist, auf die Individualität des einzelnen einzugehen

Zusammenfassend lässt sich sagen, dass persönliche Merkmale die Kommunikationsfähigkeit bei Menschen im Autismus-Spektrum erheblich beeinflussen können. Aspekte wie kognitive oder sprachliche Fähigkeiten, sensorische Empfindlichkeit, emotionale Empathie, Präferenz für Struktur und Routine, Spezialinteressen, Angst und soziale Unsicherheit sowie die Fähigkeit zur Selbstregulation spielen dabei eine zentrale Rolle. Sie sind bei Menschen im Autismus-Spektrum individuell ganz unterschiedlich ausgeprägt und machen deutlich, dass es keine »einheitliche« Art der Kommunikation für Menschen mit Autismus gibt, sondern dass diese jeweils sehr unterschiedliche Bedürfnisse und Stärken mitbringen. Um eine inklusive und verständnisvolle Kommunikation zu ermöglichen, ist es wichtig, dass wir diese individuellen Unterschiede erkennen und darauf eingehen. Wenn wir auf die spezifischen Kommunikationsbedürfnisse der Menschen mit ASS eingehen und klare, strukturierte und stressfreie Gesprächssituationen schaffen, können wir Missverständnisse vermeiden und eine wertschätzende Interaktion fördern.

beruhigen, wie z.B. wiederholte Bewegungen (»Stimming«, d.h. selbststimulierendes Verhalten), die ihnen helfen, sich in solchen Situationen besser zu regulieren.

Autistische und neurotypische Kommunikation – ein Vergleich

Die Kommunikation als zentraler Aspekt des menschlichen Miteinanders ermöglicht den Austausch von Gedanken, Gefühlen und Informationen. Dabei unterscheiden sich die Kommunikationsweisen von Menschen mit Autismus-Spektrum-Störung oft deutlich von jenen neurotypischer Menschen. Diese Unterschiede können sich auf sprachlicher, nonverbaler und sozialer Ebene zeigen, während es auch Übereinstimmungen gibt, die helfen, Brücken zwischen beiden Gruppen zu bauen. Wie sehen diese Unterschiede und Gemeinsamkeiten zwischen autistischer und neurotypischer Kommunikation konkret aus? Ein detaillierter Vergleich, ergänzt durch konkrete Beispiele und Erläuterungen, kann hier sicherlich zu einem besseren gegenseitigen Verständnis beitragen.

1. Kommunikation findet auf unterschiedlichen Ebenen statt

Kommunikation umfasst sowohl die verbale Ebene (gesprochene und geschriebene Sprache), die nonverbale (Gestik, Mimik, Körperhaltung) als auch die paraverbale Ebene (Tonfall, Lautstärke). Für neurotypische Menschen ist es oft selbstverständlich, diese Ebenen zu nutzen und aufeinander abzustimmen, während Menschen mit ASS diese Aspekte anders wahrnehmen und anwenden können.

NEUROTYPISCHE KOMMUNIKATION zeichnet sich aus durch Flexibilität und Anpassungsfähigkeit: Neurotypische Menschen passen ihre Sprache und ihren nonverbalen Ausdruck meist intuitiv an ihre Gesprächspartner und die jeweilige Situation an. Sie wechseln zwischen formellen und informellen Kommunikationsstilen und nutzen häufig rhetorische Stilmittel wie Ironie oder Redewendungen.

Nonverbale Hinweise wie Gestik, Mimik und Körperhaltung spielen in der neurotypischen Kommunikation eine zentrale Rolle. Sie helfen, emotionale Nuancen auszudrücken und Aussagen zu verdeutlichen, wie z. B. ein Lächeln, das Freude oder Zustimmung signalisiert.

KOMMUNIKATION BEI MENSCHEN MIT AUTISMUS Menschen mit ASS bevorzugen meist eine direkte und klare Ausdrucksweise und nehmen Gesagtes oft wortwörtlich. Metaphern und indirekte Formulierungen werden nicht intuitiv verstanden, was zu Missverständnissen führen kann.

Menschen mit ASS haben meist Schwierigkeiten mit nonverbalen Signalen. Die Deutung von Mimik und Gestik fällt ihnen schwerer. Sie können in einem Lächeln oder einem Stirnrunzeln nicht die dahinterliegende Emotion erkennen, weswegen eine rein sprachliche Kommunikation für sie angenehmer ist.

ALEXANDER: *Alexanders Kollegin Lena, eine neurotypische Frau, verwendet in Gesprächen häufig Redewendungen wie »Das ist ja das Tüpfelchen auf dem i«. Alexander, der eine Autismus-Spektrum-Störung hat, fragt daraufhin: »Warum sprichst du von Buchstaben? Wir reden doch über das Projekt.« Für ihn ist die metaphorische Sprache von Lena verwirrend, weil er den sprachlichen Ausdruck wortwörtlich nimmt.*

SAMUEL: *Clara, eine neurotypische Frau, gibt ihrem Kollegen Samuel, der Autist ist, während einer Besprechung ein kurzes Zeichen der Zustimmung, indem sie mit dem Kopf nickt. Sie möchte ihm damit signalisieren, dass sie mit seinem Vorschlag einverstanden ist.*

Samuel hingegen interpretiert das Nicken nicht als Zustimmung, sondern als eine unbedeutende Kopfbewegung. Unsicher fragt er nach: »Habe ich dich richtig verstanden? Stimmst du mir zu oder war das nur eine zufällige Bewegung?« Für ihn ist die nonverbale Geste nicht eindeutig, da er sich stärker auf verbale Bestätigung verlässt.

2. Nonverbale Kommunikation: Unterschiede in Gestik und Mimik

Nonverbale Kommunikation ist ein Schlüssel zur zwischenmenschlichen Verständigung. Sie ermöglicht es, Gefühle und Reaktionen auszudrücken, ohne Worte zu verwenden. Während neurotypische Menschen diese Form der Kommunikation oft automatisch und intuitiv einsetzen, ist sie für viele Menschen mit ASS mit Herausforderungen verbunden.

NEUROTYPISCHE KOMMUNIKATION Neurotypische Menschen nutzen Blickkontakt, um Interesse und Aufmerksamkeit zu signalisieren. Er wird als wesentlicher Bestandteil des Dialogs betrachtet.

Nicht autistische Menschen erkennen und interpretieren feine Veränderungen in der Mimik ihrer Gesprächspartner. Ein leichtes Lächeln beispielsweise kann Sympathie ausdrücken, eine hochgezogene Augenbraue Skepsis.

KOMMUNIKATION BEI MENSCHEN MIT AUTISMUS Viele Menschen mit ASS empfinden Blickkontakt als unangenehm oder überfordernd. Dies kann dazu führen, dass sie während eines Gesprächs den Blick abwenden, was von neurotypischen Menschen häufig als Desinteresse oder Unhöflichkeit missverstanden wird.

Menschen mit ASS zeigen oft eine eingeschränkte Mimik. Ihre Gesichtsausdrücke sind weniger variabel, was es für neurotypische Gesprächspartner schwer machen kann, ihre Gefühle und Reaktionen zu deuten.

NIKLAS: *Niklas, der Autist ist, unterhält sich mit seiner Freundin Laura. Während Laura ihn beim Sprechen direkt ansieht, schaut Niklas oft auf den Boden oder zur Seite. Laura interpretiert dies zunächst als Desinteresse, bis Niklas ihr erklärt, dass er sich so besser auf das Gespräch konzentrieren kann, weil ihn direkter Blickkontakt ablenkt.*

KARL: *Bei der Arbeit wird Karl von seiner Kollegin Mia für seinen guten Beitrag zum Projekt gelobt. Sie erwartet eine freudige Reaktion, doch Karls Gesichtsausdruck bleibt unverändert. Mia zögert und fragt: »Freust du dich gar nicht?« Karl erwidert: »Doch, sehr sogar.«*

Mia wird bewusst, dass Karl aufgrund seiner Autismus-Spektrum-Störung seine Emotionen anders ausdrückt, als sie es von anderen gewohnt ist, und nimmt sich vor, in Zukunft nicht nur auf seine Mimik, sondern vor allem auf seine Worte zu achten.

3. Verständnis von sozialen Regeln und Kontexten

Ein weiterer bedeutender Unterschied in der Kommunikation betrifft das Verständnis sozialer Regeln und Kontexte. Menschen mit ASS fällt es oft schwer, sich an die informellen Regeln und Erwartungen anzupassen, die in sozialen Interaktionen bestehen, während neurotypische Menschen diese intuitiv erfassen.

NEUROTYPISCHE KOMMUNIKATION Viele neurotypische Menschen erkennen automatisch die unausgesprochenen sozialen Regeln, so leiten sie z. B. ein ernstes Gespräch zunächst mit einem höflichen Smalltalk ein. Sie verstehen, wann eine Gesprächspause als Zeichen zum Themawechsel genutzt werden kann oder wann es angebracht ist, eine emotionale Reaktion zu zeigen.

Die Fähigkeit, sich intuitiv in andere hineinzuversetzen, ist ein wesentlicher Bestandteil neurotypischer Kommunikation. Sie ermöglicht es, die Gedanken und Gefühle des Gegenübers zu antizipieren und entsprechend zu reagieren.

KOMMUNIKATION BEI MENSCHEN MIT AUTISMUS Menschen mit ASS haben meist Schwierigkeiten mit impliziten Regeln. Sie müssen soziale Regeln oft bewusst lernen, da sie diese nicht intuitiv erfassen. Dies führt dazu, dass sie manchmal als »unsensibel« oder »zu direkt« wahrgenommen werden, wenn sie z. B. ohne Vorwarnung auf ein persönliches Thema eingehen.

In Gesprächen neigen Menschen im Autismus-Spektrum dazu, eine eher sachliche und analytische Perspektive einzunehmen. Emotionale Subtexte oder »zwischen den Zeilen« liegende Botschaften können für sie schwer zu erkennen sein.

FELIX: *Bei der Arbeit fragt Felix, der Autist ist, seinen Kollegen direkt nach einer Gehaltserhöhung, ohne vorher einen lockeren Einstieg ins Gespräch zu suchen. Der Kollege ist überrascht und fühlt sich überrumpelt, weil er erwartet hatte, dass ein sol-*

ches Thema zunächst durch ein allgemeineres Gespräch eingeleitet wird. Felix hingegen versteht nicht, warum seine unvermittelte, direkte Frage als unangemessen empfunden wird.

JOHANNA: *In der Mittagspause erzählt Johanna von ihrem Wochenende. Ihre Kollegin Anna seufzt und sagt mit einem gezwungenen Lächeln: »Ja, klingt schön. Ich hatte leider nicht so ein tolles Wochenende.«*

Johanna nimmt die Bemerkung wörtlich und geht nicht weiter darauf ein. Sie setzt ihr Gespräch fort, ohne nachzudenken oder nachzufragen, warum Annas Wochenende nicht gut war.

Anna ist enttäuscht, weil sie gehofft hatte, dass Johanna ihre unterschwellige Stimmung erkennt und nachfragt. Für Johanna als Autistin hingegen ist die indirekte Andeutung nicht offensichtlich – sie hätte eine direkte Aussage oder eine klare Frage benötigt, um auf die Anspielung einzugehen.

4. Es gibt auch Gemeinsamkeiten

Trotz der beschriebenen Unterschiede gibt es auch bedeutende Gemeinsamkeiten, die die Grundlage für eine erfolgreiche Kommunikation zwischen Menschen mit ASS und neurotypischen Menschen bilden können;

BEDÜRFNIS NACH VERSTÄNDLICHKEIT Sowohl Menschen mit ASS als auch neurotypische Menschen schätzen Klarheit in der Kommunikation, auch wenn sie zum Teil unterschiedlich interpretiert wird. Missverständnisse treten häufig auf, wenn Unklarheiten bestehen, und können durch direkte Rückfragen auf beiden Seiten minimiert werden.

WUNSCH NACH AUSTAUSCH Beide Gruppen haben ein grundlegendes Bedürfnis nach sozialer Interaktion und Austausch, auch wenn sich die Art des Kontakts unterscheidet. Menschen mit ASS möchten sich im Gespräch oft gezielt über spezifische Interessengebiete austauschen, während neurotypische Menschen häufig zwanglosen und entspannten Smalltalk schätzen.

> **JOHANNES:** *Anna und Johannes, der Autist ist, arbeiten zusammen an einem Projekt. Für Johannes ist es wichtig, direkt über die technischen Details des Projekts zu sprechen, während Anna zwischendurch auch gerne über das Wochenende plaudert. Beide finden eine gemeinsame Basis, indem sie ihre Gespräche klar strukturieren: Erst reden sie über die Projektarbeit und am Ende tauschen sie sich über ihre Wochenendpläne aus.*

5. Chancen einer integrativen Kommunikation

Wenn die Unterschiede in der Kommunikation verstanden und respektiert werden, können Menschen mit ASS und neurotypische Menschen voneinander lernen und im Austausch davon profitieren: Integrative Kommunikation bedeutet, auf die Bedürfnisse des jeweils anderen einzugehen und eine Brücke zwischen den verschiedenen Kommunikationsstilen zu schlagen. Die Grundpfeiler einer integrativen Kommunikation sind also:

EMPATHIE UND AKZEPTANZ Es ist wichtig, dass neurotypische Menschen Verständnis für die Eigenarten der Kommunikation von Menschen mit ASS entwickeln. Gleichzeitig können Menschen mit ASS lernen, soziale Hinweise bewusster wahrzunehmen, wenn ihnen diese in verständlicher Weise vermittelt werden.

ANGEPASSTE KOMMUNIKATIONSSTRATEGIEN Durch den Einsatz von visuellen Hilfsmitteln, klaren Zeitplänen und durch die bewusste Nutzung einer klaren und eindeutigen Sprache können Kommunikationsbarrieren im Gespräch überwunden werden. Dies kommt nicht nur Menschen mit ASS zugute, sondern schafft auch für neurotypische Menschen eine transparentere und strukturiertere Gesprächsatmosphäre.

Unterschiedliche Wege zur gemeinsamen Verständigung

Die Kommunikation zwischen Menschen mit Autismus-Spektrum-Störung und neurotypischen Menschen ist geprägt von deutlichen Unterschieden, aber auch von möglichen Gemeinsamkeiten. Diese Chancen sollten wir nutzen.

Die Herausforderung liegt darin, die jeweiligen Stärken und Bedürfnisse zu erkennen und anzuerkennen. Menschen mit ASS bringen eine direkte und oft detailorientierte Art der Kommunikation ein, die durch ihre präzise Form Missverständnisse verringern kann. Neurotypische Menschen hingegen können durch ihre Flexibilität und Empathie helfen, Gespräche fließend zu gestalten, und emotionale Nuancen einbringen.

Ein gegenseitiges Verständnis für die jeweiligen Kommunikationsstile kann dazu beitragen, dass Missverständnisse abgebaut werden und eine integrative Kommunikation gelingt. Letztlich führt dies nicht nur zu einer besseren Verständigung, sondern auch zu einem wertschätzenden Miteinander, bei dem jeder seine eigenen Stärken in den Dialog einbringen kann.

Soziale Interaktion und ihre Probleme bei ASS

Soziale Interaktion ist ein zentraler Bestandteil des menschlichen Lebens. Sie umfasst alle Formen des zwischenmenschlichen Austauschs. Für die meisten Menschen laufen soziale Interaktionen intuitiv ab. Sie erkennen unbewusst, welche sozialen Erwartungen in einem bestimmten Kontext gelten, können diese deuten und sich entsprechend verhalten. Doch für Menschen im Autismus-Spektrum stellt soziale Interaktion oft eine

→ *Fortsetzung auf Seite 82*

Wie gute Kommunikation die Lebensqualität verbessern kann

Kommunikation ist eine der wichtigsten Fähigkeiten, die unser Leben prägen. Sie geht weit über den bloßen Austausch von Informationen hinaus und beeinflusst maßgeblich die Qualität unserer zwischenmenschlichen Beziehungen, unsere Möglichkeit zur beruflichen und persönlichen Entfaltung und unser emotionales Wohlbefinden. Gelingende Kommunikation ist ein Schlüsselelement für soziale Teilhabe und kann damit direkt zur Verbesserung der Lebensqualität beitragen. Die Art und Weise, wie wir Menschen kommunizieren, hat Auswirkungen auf unser Wohlbefinden, unser Selbstwertgefühl und unsere Fähigkeit, mit anderen in Beziehung zu treten.

Eine hohe Lebensqualität zeichnet sich durch subjektives Wohlbefinden aus, also das Gefühl, zufrieden mit der eigenen Lebenssituation zu sein. Sie umfasst sowohl unsere körperliche und seelische Gesundheit als auch die Qualität der sozialen Beziehungen und unsere Möglichkeit zur aktiven Teilhabe am gesellschaftlichen Leben. Für die meisten Menschen sind Freundschaften, Partnerschaften und familiäre Bindungen essenziell, um sich geliebt, verstanden und unterstützt zu fühlen. Diese Beziehungen wiederum basieren auf der Fähigkeit, sich klar auszudrücken, Bedürfnisse und Gefühle mitzuteilen und auf die Anliegen anderer empathisch einzugehen.

Verständnisvolle Kommunikation ist die Basis für tiefe Beziehungen

Wenn wir in der Lage sind, unsere Gedanken und Gefühle klar zu kommunizieren, können wir tiefere und bedeutungsvollere Beziehungen aufbauen. Eine enge Freundschaft oder eine stabile Partnerschaft entsteht durch einen wechselseitigen Austausch, der auf Offenheit und gegenseitigem Verständnis beruht. Missverständnisse werden vermieden, indem beide Seiten lernen, ihre Ansichten und Wünsche klar zu formulieren. So wird Vertrauen aufgebaut, das ein wesentlicher Bestandteil einer stabilen zwischenmenschlichen Beziehung ist. Menschen, die in ihrer Kommunikation geübt sind, fühlen sich seltener isoliert und erleben häufiger das Gefühl von Verbundenheit und Gemeinschaft. Das trägt dazu bei, dass sie sich im Alltag unterstützt fühlen, was ihre allgemeine Lebenszufriedenheit erhöht.

Darüber hinaus spielt Kommunikation eine bedeutende Rolle in unserem Umgang mit Konflikten. In jeder zwischenmenschlichen Beziehung – sei es im Freundeskreis, in der Familie oder im Beruf – treten Meinungsverschiedenheiten und Spannungen auf. Menschen, die über gute Kommunikationsfähigkeiten verfügen, sind besser in der Lage, diese Konflikte konstruktiv anzugehen und eine gemeinsame Lösung zu finden. Sie können ihre eigenen Standpunkte erklären, ohne den Gesprächspartner zu verletzen, und sind in der Lage, auch die Sichtweise des anderen zu verstehen. Dadurch können Streitigkeiten schneller beigelegt und eine belastende Atmosphäre vermieden werden. Wer Konflikte sachlich und respektvoll klären kann, reduziert Stress in Beziehungen und trägt so zu einem harmonischeren und erfüllenderen Miteinander bei.

Die Bedeutung guter Kommunikationsfähigkeiten geht jedoch über unsere privaten Beziehungen hinaus und ist auch im beruflichen Umfeld von zentraler Bedeutung. In der modernen Arbeitswelt sind Teamarbeit und Kooperation oft unverzichtbar. Die Fähigkeit, sich verständlich und präzise auszudrücken, trägt dazu bei, Missverständnisse im Team zu vermeiden und die Zusammenarbeit effizienter zu gestalten. Mitarbeitende, die in der Lage sind, klar zu kommunizieren, können besser auf die Bedürfnisse ihrer Kolleginnen und Kollegen eingehen und tragen so zu einem positiven Betriebsklima bei. Dies wirkt sich auch auf die eigene Zufriedenheit am Arbeitsplatz aus, da man das Gefühl hat, gut in das Team integriert zu sein und einen wertvollen Beitrag zu leisten.

Darüber hinaus ist die Fähigkeit, sich im beruflichen Kontext zu präsentieren und die eigenen Ideen überzeugend zu vertreten, häufig ein entscheidender Faktor für die persönliche Karriereentwicklung. Wenn wir in der Lage sind, in Gesprächen und Präsentationen selbstsicher aufzutreten, werden wir eher als kompetent wahrgenommen und erhalten mehr Gelegenheiten, Verantwortung zu übernehmen. Dies kann zu beruflichem Aufstieg und zu einem stärkeren Gefühl der Selbstverwirklichung führen. Generell erleben Menschen, die sich beruflich weiterentwickeln und ihre Ziele erreichen, eine höhere Zufriedenheit mit ihrem Leben, was wiederum ihre Lebensqualität steigert.

Geteilte Sorgen und Ängste werden kleiner

Ein weiterer wesentlicher Aspekt guter Kommunikationsfähigkeiten ist der Einfluss auf die emotionale Gesundheit. Die Fähigkeit, über eigene Gefühle zu sprechen, ermöglicht uns, emotionale Belastungen abzubauen und Stress zu reduzieren. Wenn wir uns mitteilen können, wenn uns Sorgen oder Ängste plagen, erhalten wir auch eher Unterstützung von unserem sozialen Umfeld. Das Wissen, dass es Menschen gibt, die zuhören und sich kümmern, gibt uns Sicherheit und Geborgenheit. Dadurch entsteht ein Gefühl der sozialen Verbundenheit, das uns hilft, auch in schwierigen Lebenslagen optimistisch zu bleiben.

Die Kommunikation von Emotionen trägt auch zur inneren Balance bei, weil sie hilft, Gefühle zu sortieren und zu reflektieren. Indem wir unsere Gedanken und Emotionen in Worte fassen, können wir uns selbst besser verstehen und regulieren. Das Gefühl, nicht in den eigenen Gefühlen gefangen zu sein, sondern sie ausdrücken und mitteilen zu können, fördert unser psychisches Wohlbefinden und stärkt die Resilienz gegenüber belastenden Situationen. In vielen Fällen kann der Austausch mit anderen Menschen sogar dazu führen, dass wir uns weniger allein mit unseren Problemen fühlen und gemeinsam Lösungen entwickeln. Diese Form des sozialen Austauschs ist ein wesentlicher Bestandteil eines gesunden emotionalen Lebens und damit auch einer hohen Lebensqualität.

Neben den persönlichen und beruflichen Vorteilen fördert gute Kommunikation auch die Möglichkeit, sich in der Gesellschaft zu engagieren und teilzuhaben. Menschen, die sich gut ausdrücken können, sind eher in der Lage, sich für ihre Interessen und Überzeugungen einzusetzen, und finden in Diskussionsrunden eher Gehör. Sie können ihre Meinung vertreten, sich an Debatten beteiligen und ihre Perspektiven in der Gemeinschaft einbringen. Dies stärkt das Gefühl der Selbstwirksamkeit – das Empfinden, durch die eigenen Handlungen etwas bewirken zu können. Für viele Menschen ist diese aktive Teilhabe an der Gesellschaft ein wichtiger Aspekt ihres Selbstwertgefühls und ihrer Lebenszufriedenheit.

Soziale Inklusion durch bessere Kommunikation

Besonders im Kontext von sozialer Inklusion zeigt sich, wie wichtig es ist, dass Menschen mit unterschiedlichen Kommunikationsbedürfnissen und -fähigkeiten Möglichkeiten haben, sich auszudrücken. Menschen mit Kommunikationsbeeinträchtigungen, wie z.B. Menschen mit Autismus-Spektrum-Störung, erleben oft Herausforderungen im sozialen Austausch, die ihre Lebensqualität einschränken können. Für sie ist es besonders wichtig, dass Kommunikationsstrategien entwickelt werden, die ihnen helfen, ihre Umwelt besser zu verstehen und sich selbst verständlich zu machen. Wenn solche Hilfsmittel zur Verfügung stehen – sei es durch visuelle Unterstützungen, spezielle Kommunikationstrainings oder durch ein verständnisvolles Umfeld –, kann ihre Fähigkeit zur sozialen Teilhabe deutlich gesteigert werden. Dadurch erleben auch sie eine Verbesserung ihrer Lebensqualität, weil sie sich weniger ausgegrenzt und besser verstanden fühlen.

Gute Kommunikation schafft Vertrauen

Insgesamt zeigt sich, dass gute Kommunikationsfähigkeiten in vielen Bereichen des Lebens eine zentrale Rolle spielen. Sie ermöglichen es, tiefe und vertrauensvolle Beziehungen aufzubauen, berufliche Erfolge zu erzielen, emotionale Herausforderungen zu bewältigen und aktiv am gesellschaftlichen Leben teilzuhaben. Menschen, die über diese Fähigkeiten verfügen oder daran arbeiten, sie zu verbessern, erleben häufig eine höhere Zufriedenheit und ein stärkeres Gefühl der Zugehörigkeit. Dies trägt zu einer besseren Lebensqualität bei, weil sie sich in ihren sozialen Rollen, sei es als Freund, Partner, Kollege oder Mitglied der Gemeinschaft, angenommen und wertgeschätzt fühlen. So wird deutlich, dass Investitionen in die eigenen Kommunikationsfähigkeiten weit über den reinen Informationsaustausch hinausgehen und die Grundlage für ein erfülltes und zufriedenes Leben legen.

Herausforderung dar. Für sie ist es schwierig, soziale Regeln zu interpretieren und anzuwenden, nonverbale Signale wahrzunehmen und soziale Beziehungen aufzubauen bzw. zu erhalten. Wir wollen daher die spezifischen Probleme, die Menschen mit ASS in sozialen Interaktionen erleben, näher beleuchten und einordnen.

1. Beeinträchtigungen der sozialen Interaktion bei ASS

Um die Probleme, die Menschen im Autismus-Spektrum bei der sozialen Interaktion haben, zu verstehen, ist es wichtig, sich zunächst die grundlegenden Merkmale von Autismus bewusst zu machen. Eine Autismus-Spektrum-Störung umfasst eine Gruppe von Entwicklungsstörungen, die durch Unterschiede in der sozialen Kommunikation und dem Verhalten gekennzeichnet sind. Menschen mit ASS haben häufig Schwierigkeiten, soziale Signale zu interpretieren, sich in sozialen Situationen wohlzufühlen und die ungeschriebenen Regeln des sozialen Miteinanders zu verstehen. Typische Merkmale der sozialen Schwierigkeiten sind:

- **Beeinträchtigtes Verständnis sozialer Signale:** Menschen mit ASS haben oft Schwierigkeiten, die Bedeutung von Mimik, Gestik, Tonfall und Körperhaltung richtig zu deuten. Beispielsweise können sie nicht immer erkennen, ob jemand scherzt, wütend ist oder ironisch spricht.
- **Eingeschränkte Fähigkeit zum Perspektivwechsel:** Viele Menschen im Autismus-Spektrum tun sich schwer damit, sich in die Gedanken und Gefühle anderer hineinzuversetzen. Dieser Perspektivwechsel, auch als »Theory of Mind« (Seite 68) bezeichnet, ist jedoch eine wichtige Grundlage für das Verständnis von sozialen Interaktionen.
- **Wahrnehmung von Reizüberflutung:** In sozialen Situationen können Menschen mit ASS leicht von den vielen Reizen – lauten Gesprächen, Gerüchen,

Bewegungen – überwältigt werden, was zu einer Überforderung führen kann und ihre Fähigkeit zur Kommunikation beeinträchtigt.

2. Warum der direkte soziale Kontakt schwierig ist

Der direkte soziale Kontakt, sei es in Gesprächen oder Gruppensituationen, kann für Menschen mit Autismus viele Herausforderungen mit sich bringen. Besonders auffällig ist, dass sie oft Schwierigkeiten haben, Gespräche zu beginnen, sich in Gesprächen angemessen zu beteiligen und die unausgesprochenen Regeln der sozialen Interaktion zu verstehen. Die Ursachen für diese Probleme sind oft ähnlich:

- **Schwierigkeiten beim Initiieren von Gesprächen:** Viele Menschen mit ASS wissen nicht genau, wie sie ein Gespräch beginnen sollen. Sie sind sich unsicher, wie sie ein geeignetes Thema finden oder wie sie in eine bestehende Unterhaltung einsteigen können.
- **Unpassende Themenwahl:** Häufig fällt es Menschen im Autismus-Spektrum schwer, zu erkennen, welche Themen in einer bestimmten Situation angemessen sind. Sie sind sehr auf ihre eigenen Interessen fokussiert und machen diese auch dann zum Gesprächsthema, wenn das Gegenüber kein Interesse daran hat.
- **Probleme mit Small Talk:** Small Talk, also der zwanglose Austausch über Alltägliches, dient oft dazu, eine entspannte Gesprächsatmosphäre herzustellen. Für Menschen mit ASS ist dies häufig schwer nachvollziehbar, da sie den Sinn solcher scheinbar inhaltsleeren Gespräche nicht verstehen. Ihnen fällt es schwer, sich in diese Art von Gesprächsführung einzufinden.

FRIEDA: *Frieda, eine 25-jährige Frau mit Asperger-Syndrom, besucht eine Geburtstagsfeier. Sie möchte sich gerne mit anderen unterhalten, weiß aber nicht, wie sie ein Gespräch beginnen soll. Sie steht unsicher neben der Gruppe und hört zu, kann sich jedoch nicht dazu überwinden, selbst etwas zu sagen. Als sie schließlich den Mut fasst, spricht sie über ein wissenschaftliches Thema, das sie sehr interessiert, ohne zu merken, dass ihre Gesprächspartner sich eigentlich über den letzten Urlaub austauschen wollten. Frieda bemerkt nicht, dass ihre Themenwahl die anderen irritiert, was dazu führt, dass sie sich erneut ausgeschlossen fühlt.*

JULIUS: *Montagmorgen im Büro. Julius hat ein Meeting mit seinem Kollegen Ludwig. Ludwig beginnt das Gespräch mit: »Na, hattest du ein schönes Wochenende?« Julius schaut ihn kurz an und antwortet knapp: »Ja«. Dann wechselt er direkt zum eigentlichen Thema: »Also, zum Projekt: Ich habe die Zahlen analysiert…«*

Ludwig ist irritiert, weil er den Small Talk als höfliche Einleitung sieht und eine ausführliche Antwort oder eine Gegenfrage erwartet hätte. Julius hingegen, der Autist ist, empfindet den lockeren Einstieg als überflüssig und sieht keinen Grund, länger über das Wochenende zu sprechen, wenn das Meeting doch einem klaren Zweck dient.

Menschen im Autismus-Spektrum haben Schwierigkeiten im Erkennen von nonverbalen Signalen. Dies macht sich auf unterschiedliche Weise bemerkbar:

- **Mimik und Gestik:** Während viele Menschen durch die Beobachtung von Mimik und Gestik die Gefühle und Absichten ihres Gegenübers erkennen, fällt dies Menschen mit ASS häufig schwer. Ein Lächeln als Zeichen von Freundlichkeit oder eine hochgezogene Augenbraue als Ausdruck von Skepsis werden möglicherweise nicht wahrgenommen.

- **Blickkontakt:** Direkter Augenkontakt, der oft als Zeichen von Aufmerksamkeit und Interesse gilt, kann für Menschen im Autismus-Spektrum sehr unangenehm sein. Einige empfinden den Blick in die Augen des Gegenübers als zu intensiv und belastend, weshalb sie ihn meiden. Das kann jedoch von anderen als Desinteresse oder Unhöflichkeit interpretiert werden.

SAMUEL: *In der Schule ist Samuel, ein 18-jähriger Schüler mit Autismus, häufig in Gruppengespräche eingebunden. Während seine Mitschüler durch Blicke, Nicken und Mimik ihre Reaktionen aufeinander abstimmen, fällt es Samuel schwer, diese Signale zu erkennen, daher fühlt er sich im Gespräch oft ausgeschlossen. Wenn jemand scherzt, nimmt er das Gesagte wörtlich und antwortet ernst, was bei den anderen oft zu Verwirrung führt. Gleichzeitig vermeiden die Mitschüler oft den Blickkontakt mit ihm, weil er keinen Augenkontakt hält, was zu Missverständnissen über seine soziale Absicht führt.*

3. Herausfordernd: Die Pflege sozialer Beziehungen

Das Knüpfen und Pflegen von Freundschaften oder Partnerschaften ist für Menschen im Autismus-Spektrum oft mit großen Schwierigkeiten verbunden. Während neurotypische Menschen meist intuitiv erkennen, wie sie eine Beziehung aufbauen und pflegen können, fällt es Menschen mit ASS schwer, die dafür notwendigen sozialen Regeln zu verstehen und anzuwenden. Welches sind die Herausforderungen im Aufbau von Freundschaften?

- **Unsicherheit im sozialen Miteinander:** Menschen mit ASS sind sich häufig unsicher, wie sie eine Freundschaft aufbauen sollen. Sie wissen nicht, wie oft und in welcher Form sie den Kontakt zu einer anderen Person suchen sollen oder welche sozialen Erwartungen an sie gestellt werden.

- **Missverständnisse aufgrund direkter Kommunikation:** Menschen im Autismus-Spektrum neigen dazu, sehr direkt zu kommunizieren und ihre Gedanken klar und ohne Umschweife zu äußern. Dies kann von anderen Menschen als unhöflich oder taktlos empfunden werden, obwohl es nicht so gemeint ist.
- **Starkes Bedürfnis nach Routine:** Viele Menschen mit Autismus haben ein großes Bedürfnis nach Routine und Struktur, was die Teilnahme an spontanen sozialen Aktivitäten erschwert. Dadurch verpassen sie oft Gelegenheiten, sich mit anderen zu treffen, was die Kontaktpflege zusätzlich erschwert.

LENA: *In der Mittagspause betritt Lena die Kaffeeküche im Büro und sieht eine Gruppe von Kollegen, die sich angeregt unterhalten und lachen. Sie würde sich gerne dazustellen, ist sich aber unsicher, wann und wie sie ins Gespräch einsteigen soll. Sie bleibt einige Sekunden zögernd neben der Gruppe stehen, entscheidet sich dann, wortlos ihren Kaffee zu holen, und geht zurück an ihren Platz.*

Später fragt sie sich, ob es seltsam gewirkt haben könnte, dass sie nichts gesagt hat, und ob ihre Kollegen sie für unhöflich halten. Doch sie weiß nicht genau, wie sie in solchen Situationen reagieren soll.

JOHANNES: *Johannes sitzt mit seiner Kollegin Anna in einer Besprechung. Nachdem Anna eine Idee vorgestellt hat, sagt Johannes direkt: »Das wird so nicht funktionieren.«*

Anna ist irritiert und fühlt sich vor den anderen vor den Kopf gestoßen. Sie hätte eine vorsichtige Formulierung wie »Ich sehe da einige Schwierigkeiten« oder »Vielleicht sollten wir noch mal darüber nachdenken« erwartet.

Johannes, der eine Autismus-Spektrum-Störung hat, versteht nicht, warum Anna verärgert ist – für ihn war es eine sachliche Aussage. Er wollte nicht unhöflich sein, sondern einfach seine Einschätzung klar und direkt mitteilen.

JULIUS: *Julius, ein 32-jähriger Mann mit hochfunktionalem Autismus, hat einen Arbeitskollegen, mit dem er sich gut versteht. Er möchte die Freundschaft vertiefen, weiß aber nicht, wie er dies anstellen soll. Immer wieder lädt er den Kollegen zum selben Restaurant ein, da dies Teil seiner Routine ist. Der Kollege empfindet dies irgendwann als langweilig und schlägt vor, etwas Neues auszuprobieren. Julius verunsichert dieser Vorschlag, der seine Routine durchkreuzen würde, und lehnt ab. Dadurch distanziert sich der Kollege, und Julius versteht nicht, warum die Freundschaft sich nicht weiterentwickelt.*

Häufig gibt es auch Schwierigkeiten in der Aufrechterhaltung von Beziehungen. Hierfür gibt es im Wesentlichen zwei Ursachen:

- **Unterschiedliches Verständnis von Nähe und Distanz:** Menschen mit ASS haben oft ein anderes Verständnis von Nähe und Distanz. Sie ziehen sich entweder zu stark zurück, aus Angst, etwas falsch zu machen, oder aber sie setzen sich in ihrem Bedürfnis nach Nähe unbewusst über die sozialen Normen hinweg, was andere als distanzlos wahrnehmen.
- **Emotionen des anderen werden nicht erkannt:** Während Menschen im Autismus-Spektrum durchaus Empathie für andere empfinden können, fällt es ihnen häufig schwer, die Emotionen anderer zu erkennen und darauf angemessen zu reagieren. Dies kann als Mangel an Interesse oder Einfühlungsvermögen missverstanden werden.

SOPHIE: *In der Mittagspause sitzt Sophie neben ihrer Kollegin Charlotte. Ohne zu zögern, spricht sie Charlotte direkt auf ein sehr persönliches Thema an: »Warum hast du dich eigentlich von deinem Mann getrennt?« Charlotte ist überrascht und fühlt sich unwohl, weil sie nicht erwartet hat, so direkt nach ihrem Privatleben gefragt zu werden. Für sie gehört dieses Thema nicht in eine lockere Büropause, daher antwortet sie sehr unverbindlich.*

Sophie, die eine Autismus-Spektrum-Störung hat, merkt nicht, dass ihre Frage für Charlotte zu direkt oder unangemessen ist. Sie selbst würde sich nicht daran stören, über persönliche Themen zu sprechen, wenn sie jemand fragt – deshalb wundert sie sich über Charlottes zögerliche Reaktion.

CLARA: *Die 35-jährige Informatikerin hat Schwierigkeiten, die Bedürfnisse ihres Partners zu erkennen. Wenn er von einem stressigen Tag erzählt, weiß sie nicht, wie sie ihm Trost spenden soll, da sie nicht sicher ist, welche Reaktionen er erwartet. Sie bleibt sachlich und macht konkrete Lösungsvorschläge, was von ihrem Partner als distanziert wahrgenommen wird. Clara ist sich aufgrund ihrer Autismus-Spektrum-Störung nicht bewusst, dass ihr Verhalten als unpassend empfunden wird, und ihr Partner zieht sich emotional zurück.*

4. Überfordernd: Größere soziale Gruppen

Viele Menschen im Autismus-Spektrum fühlen sich in größeren sozialen Gruppen schnell überfordert. Die Vielzahl an Geräuschen, Gesprächsfetzen und nonverbalen Signalen kann zu einer Reizüberflutung führen, die es ihnen erschwert, sich auf einzelne Gesprächspartner zu konzentrieren oder sich sicher zu fühlen. Welche Folgen hat die Reizüberflutung in Gruppensituationen für Menschen mit ASS?

— **Probleme mit der simultanen Verarbeitung von Reizen:** Menschen mit ASS können die verschiedenen Reize, die in einer Gruppensituation auftreten, oft nicht filtern und verarbeiten sie alle gleichzeitig. Dadurch entsteht ein Gefühl der Überforderung, das in sozialem Rückzug oder sogar in Panikreaktionen münden kann.

- **Isolierung durch Überforderung:** Aus Angst vor Überforderung ziehen sich viele Menschen im Autismus-Spektrum aus Gruppenaktivitäten zurück. Dies führt häufig zu sozialer Isolation und Einsamkeit, da sie nicht die gleichen Möglichkeiten haben, Kontakte zu knüpfen wie neurotypische Menschen.

KARL: *Der 22-jährige Student mit Autismus möchte an einem Gruppenprojekt an der Universität teilnehmen. Während der Treffen fällt es Karl schwer, den verschiedenen Gesprächen zu folgen, die gleichzeitig stattfinden. Er kann die Stimmen nicht voneinander trennen und verliert schnell den Überblick über die Diskussion. Nach den ersten Treffen zieht er sich zurück und meidet weitere Zusammenkünfte, weil ihn die Situation zu sehr stresst. Die Gruppenmitglieder nehmen seine Abwesenheit als Desinteresse wahr, was die Zusammenarbeit weiter erschwert.*

LENA: *Die 19-jährige Schülerin Lena nimmt an einer Klassenfahrt teil. In der Jugendherberge verbringen die anderen Schüler ihre Abende in großen Gruppen, unterhalten sich lautstark und wechseln ständig die Gesprächsthemen.*

Lena fühlt sich aufgrund ihrer Autismus-Spektrum-Störung von der Geräuschkulisse und den schnellen Interaktionen überfordert. Sie kann den Gesprächen kaum folgen und weiß nicht, wann sie sich einbringen soll. Nach den ersten Abenden zieht sie sich auf ihr Zimmer zurück, um Ruhe zu finden.

Ihre Mitschüler interpretieren ihr Verhalten als Unlust oder Arroganz und sprechen sie immer weniger an. Lena fühlt sich zunehmend isoliert, obwohl sie eigentlich gerne Teil der Gruppe wäre.

Soziale Teilhabe statt Isolation ist möglich

Die Herausforderungen, die Menschen im Autismus-Spektrum in der sozialen Interaktion erleben, sind vielfältig und komplex. Sie betreffen sowohl das direkte Gespräch als auch das Verständnis subtiler sozialer Regeln und das Aufbauen langfristiger Beziehungen. Aufgrund ihrer Schwierigkeiten in der Deutung sozialer Signale, der Unsicherheiten in Gruppensituationen und des häufig anderen Verständnisses von Nähe und Distanz erleben Menschen mit Autismus soziale Interaktionen oft als anstrengend und überfordernd. Dies kann zu Missverständnissen, sozialer Isolation und einem Gefühl der Einsamkeit führen. Dennoch ist es möglich, diese Herausforderungen durch gezielte Unterstützung, Verständnis und den Einsatz geeigneter Kommunikationsstrategien zu überwinden, um so die soziale Teilhabe und Lebensqualität von Menschen im Autismus-Spektrum zu verbessern. In den folgenden beiden Kapiteln werden wir hier Lösungsmöglichkeiten aufzeigen.

5 Wenn alles zu viel wird

Die Herausforderungen in der Kommunikation sind für Menschen im Autismus-Spektrum groß und führen oft zu einer Überforderung. Welche Folgen kann dies für sie haben? Und welche Strategien sind hilfreich, um schwierige Situationen zu bewältigen oder gar zu verhindern, dass sie überhaupt entstehen?

Menschen im Autismus-Spektrum nehmen, wie wir gesehen haben, ihre Umwelt oft intensiver und anders wahr als neurotypische Menschen. Diese besondere Wahrnehmung kann dazu führen, dass sie schneller von Reizen überwältigt werden und Schwierigkeiten haben, die Vielzahl von Sinneseindrücken zu verarbeiten oder sich an soziale Anforderungen anzupassen.

Reaktionen auf Überforderung: Overload, Meltdown und Shutdown

In Situationen, in denen die Sinne von einer Flut an Reizen überwältigt werden, kann es zu einem sogenannten »Overload« kommen, der wiederum zu einem »Meltdown« oder auch »Shutdown« führen kann.

Diese Begriffe beschreiben unterschiedliche Reaktionen auf Überforderung und sind eng miteinander verknüpft. Im Folgenden wird detailliert erläutert, was Overload, Meltdown und Shutdown bedeuten, wie diese Reaktionen sich äußern, welche Ursachen sie haben und wie sie sich auf das Leben von Menschen mit Autismus-Spektrum-Störung auswirken.

Overload: Überwältigung durch Reizüberflutung

Ein Overload tritt auf, wenn das Gehirn einer Person im Autismus-Spektrum mit zu vielen Reizen gleichzeitig konfrontiert wird und nicht mehr in der Lage ist, diese angemessen zu verarbeiten. Menschen mit ASS können oft nur eine begrenzte Menge an sensorischen oder sozialen Informationen gleichzeitig verarbeiten. Wenn die Menge der Eindrücke diese Kapazität übersteigt, spricht man von einem Overload. Ursachen und typische Auslöser für Overload sind:

- **Sensorische Überreizung:** Menschen mit Autismus sind häufig besonders empfindlich gegenüber bestimmten Reizen wie lauten Geräuschen, grellen Lichtern, bestimmten Texturen oder intensiven Gerüchen. Zum Beispiel kann das Summen einer Neonlampe, das für andere kaum hörbar ist, für sie unerträglich laut sein.
- **Soziale Überforderung:** Soziale Situationen, in denen viele Informationen gleichzeitig verarbeitet werden müssen – wie das Deuten von Mimik, Gestik, Tonfall und Gesprächsthemen –, können ebenfalls einen Overload auslösen.
- **Stress und Veränderungen:** Unvorhersehbare soziale Interaktionen, d. h., plötzliche Veränderungen im Alltag, aber auch unerwartete Ereignisse oder der Verlust von Routinen können Stress auslösen, der ebenfalls zu einem Overload führen kann.

Welche Symptome zeigen sich bei Overload?

- Betroffene fühlen sich extrem unruhig und gereizt.
- Sie können sich nicht mehr konzentrieren und empfinden ein Gefühl der Überforderung.
- Es kann zu körperlichen Symptomen wie Kopfschmerzen, Übelkeit oder Schwindel kommen.
- Viele beschreiben den Zustand als ein Gefühl, dass »alles zu viel wird« und die Reize »schmerzhaft intensiv« wahrgenommen werden.

CHARLOTTE: *Die 30-jährige Frau mit Autismus arbeitet in einem Großraumbüro. Der ständige Lärm durch Telefongespräche, Druckergeräusche und Gespräche ihrer Kollegen bringt Charlotte an die Grenze ihrer Belastbarkeit. Obwohl sie versucht, sich auf ihre Arbeit zu konzentrieren, wird die Geräuschkulisse für sie immer unerträglicher. Sie beginnt, sich extrem unruhig zu fühlen, und hat das Gefühl, die Kontrolle über ihre Gedanken zu verlieren. Schließlich muss sie fluchtartig das Büro verlassen, um sich in einem stillen Raum zu beruhigen – ein typisches Anzeichen eines Overloads.*

FELIX: *Der 24-jährige Felix arbeitet in einer Bibliothek und liebt seine feste Routine. Eines Morgens wird er überraschend gebeten, noch am selben Tag eine große Veranstaltung zu betreuen, obwohl er darauf nicht vorbereitet ist. Der plötzliche Wechsel und die vielen neuen Aufgaben überfordern ihn. Während der Veranstaltung fühlt er sich gestresst, vergisst wichtige Details und hat Schwierigkeiten, auf Fragen zu reagieren.*

Nach dem Event ist er emotional erschöpft und zieht sich zurück, da der unerwartete Stress ihn stark überfordert hat. Die Veränderung hat seine gesamte Routine gestört, sodass er sich für den Rest des Tages und auch die folgenden Tage kaum auf seine Arbeit konzentrieren kann.

Meltdown: Explosive Reaktion auf Überforderung

Ein Meltdown ist eine intensive emotionale Reaktion auf einen Overload. Er tritt auf, wenn die Überlastung so groß wird, dass die betroffene Person die Kontrolle über ihr Verhalten verliert. Meltdowns sind keine bewussten Wutausbrüche, wie viele vielleicht vermuten, sondern vielmehr unkontrollierte Reaktionen, bei denen das Nervensystem nicht mehr in der Lage ist, die stressverursachenden Reize zu verarbeiten. Ein Meltdown ist vergleichbar mit einem Überdruckventil, das sich öffnet, um die angestaute Spannung abzulassen. Typische Auslöser für Meltdowns sind:

- **Sensorische Überladung:** Ein plötzlicher lauter Knall, eine blendende Lichtquelle oder intensive sensorische Reize können unmittelbar einen Meltdown auslösen.
- **Frustration und Missverständnisse:** Soziale Missverständnisse oder das Gefühl, nicht verstanden zu werden, können ebenfalls zu einem Meltdown führen, insbesondere wenn sich das Gefühl der Überforderung schon über längere Zeit aufgebaut hat.
- **Erschöpfung und Stress:** Wenn eine Person über längere Zeit ihre Stressfaktoren ignoriert oder versucht, sie zu unterdrücken, kann dies in einem Meltdown münden.

Welche Symptome zeigen sich bei einem Meltdown?

- Manche Betroffene schreien laut, weinen oder verhalten sich aggressiv, weil sie die angestaute Spannung nicht anders ablassen können.
- Es kommt zu stereotypen motorischen Bewegungen oder Gesten wie Schaukeln, wiederholtem Klatschen oder Schlagen auf den eigenen Körper.
- Viele Betroffene suchen nach einem Rückzugsort oder isolieren sich, um sich zu beruhigen.

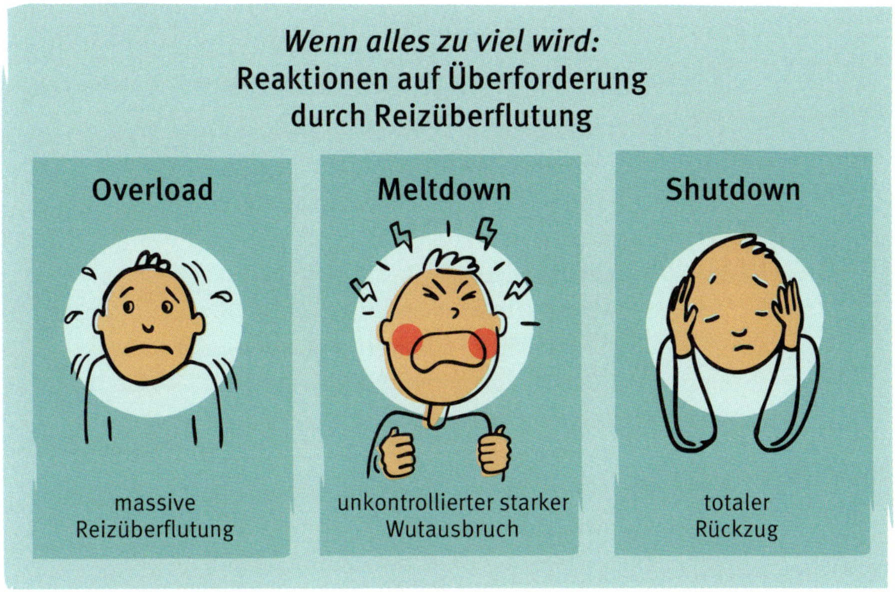
Wenn alles zu viel wird:
Reaktionen auf Überforderung durch Reizüberflutung
Overload
massive Reizüberflutung
Meltdown
unkontrollierter starker Wutausbruch
Shutdown
totaler Rückzug

ALEXANDER: *Der 15-jährige Alexander mit Asperger-Syndrom steht in der überfüllten Schulmensa. Der Lärm der vielen Gespräche, die grellen Lichter und der Druck, sich schnell für ein Mittagessen entscheiden zu müssen, setzen ihn massiv unter Stress. Schließlich fühlt er sich so überfordert, dass er in Tränen ausbricht und anfängt, laut zu schreien und mit den Armen um sich zu schlagen.*

Die um ihn stehenden Schüler können seine Reaktion weder verstehen noch nachvollziehen und verfolgen die Szene mit betretener Miene. Ein Mitschüler versucht beruhigend auf ihn einzureden, ein anderer macht sich über ihn lustig.

MIA: *Die 32-jährige Verwaltungsangestellte hatte einen langen und stressigen Arbeitstag mit vielen Unterbrechungen und zusätzlichen Aufgaben. Als ihr Chef ihr am Nachmittag noch eine dringende Aufgabe übergibt, ist Mia völlig erschöpft. Die vielen Reize – die Gespräche der Kollegen, das grelle Licht, die Geräusche des Druckers und der Tastaturen – überfluten sie. Sie bricht in Tränen aus, schlägt mit den Händen auf den Tisch und verlässt den Raum.*

Shutdown: Rückzug und völlige Überforderung

Ein Shutdown ist eine Reaktion auf extreme Überforderung, bei der die betroffene Person sich zurückzieht und nach außen hin still und passiv wirkt. Während ein Meltdown eine explosive, nach außen gerichtete Reaktion ist, stellt der Shutdown das genaue Gegenteil dar: Die Person zieht sich vollständig zurück und stellt fast jegliche Interaktion mit ihrer Umgebung ein. Körper und Geist der betroffenen Person »schalten ab«, um sich vor weiteren Reizen zu schützen. Typische Auslöser für Shutdowns sind:

- **Lang anhaltender Stress:** Ein Shutdown kann auftreten, wenn eine Person über eine längere Zeit einer Stresssituation ausgesetzt ist, ohne eine Möglichkeit zur Erholung zu haben.
- **Emotionale Überforderung:** Besonders emotionale Situationen, in denen die Person sich hilflos oder überfordert fühlt, können in einen Shutdown führen.
- **Mangel an Rückzugsoptionen:** Wenn Menschen mit Autismus nicht die Möglichkeit haben, sich in stressigen Situationen zurückzuziehen, kann dies zu einem Shutdown führen, da der Körper dann in eine Art Notfallmodus schaltet.

Welche Symptome und Erscheinungsformen sind kennzeichnend für einen Shutdown?

- Betroffene ziehen sich innerlich zurück, reagieren kaum noch auf ihre Umgebung und erscheinen wie erstarrt.
- Es kann sein, dass sie sich auf eine Stelle konzentrieren oder ins Leere starren, als ob sie abwesend wären.

- Körperliche Bewegungen verlangsamen sich und es fällt den betroffenen Personen schwer, auf Fragen oder Aufforderungen zu reagieren.
- Manche Betroffene suchen gezielt nach einem ruhigen Ort, um sich völlig abzuschirmen und der Überforderung zu entkommen.

SOPHIE: *Sophie, eine 28-jährige Frau mit Autismus, besucht eine Familienfeier, auf der viele Menschen gleichzeitig auf sie einreden und die Lautstärke stetig ansteigt. Obwohl sie anfangs versucht, sich in Gesprächen einzubringen, merkt sie, dass sie immer mehr den Überblick verliert und die vielen Reize sie erschöpfen. Sie zieht sich schließlich in eine stille Ecke zurück, starrt vor sich hin und ist nicht mehr ansprechbar. Ihre Familie macht sich Sorgen, weil sie auf keine Fragen mehr reagiert. Tatsächlich ist Sophie in einem Shutdown, weil ihr Gehirn die Reizüberflutung nicht mehr verarbeiten kann.*

LUDWIG: *Der 21-jährige Ludwig ist in einer Besprechung, in der seine Kollegen kritisch über sein Projekt sprechen. Er fühlt sich zunehmend hilflos und überfordert, da er das Gefühl hat, nicht verstanden zu werden. Trotz seines Versuchs, sich zu verteidigen, wird der Druck immer größer.*

Nach einer Weile merkt er, dass seine Reaktionen immer langsamer werden. Er hört die Gespräche um sich herum, aber sein Kopf ist wie leer. Seine Bewegungen verlangsamen sich, und er starrt wie abwesend vor sich hin. Niemand bekommt eine Antwort von ihm.

Schließlich verlässt er wortlos den Raum und sucht sich einen stillen Platz, um sich von der Überforderung zurückzuziehen. Dort bleibt er sitzen, fast regungslos, um sich zu sammeln und vor weiteren Reizen zu schützen.

Unterschiede zwischen Meltdown und Shutdown

Wie unterscheiden sich die beiden Reaktionsformen Meltdown und Shutdown konkret voneinander? Dies zu wissen, kann für das Umfeld in den entsprechenden Situationen hilfreich sein:

EXPLOSIV VERSUS RÜCKZUG Der zentrale Unterschied zwischen einem Meltdown und einem Shutdown liegt in der Art der Reaktion auf die Überforderung. Während der Meltdown eine nach außen gerichtete, oft laute und sichtbare Reaktion ist, handelt es sich bei einem Shutdown um eine nach innen gerichtete Reaktion, bei der sich die betroffene Person abschottet.

DAUER UND INTENSITÄT Meltdowns treten oft plötzlich auf und sind sehr intensiv, aber relativ kurz. Ein Shutdown kann hingegen über Stunden oder sogar Tage anhalten, wenn die betroffene Person keine Gelegenheit zur Erholung findet.

AUSWIRKUNGEN AUF DAS UMFELD Meltdowns sind für das Umfeld oft schwieriger zu verstehen, da sie sich durch lautes Verhalten oder emotionale Ausbrüche äußern und manchmal als Wutausbrüche missverstanden werden. Ein Shutdown hingegen wird oft als »Verschlossenheit« wahrgenommen, was dazu führen kann, dass das Umfeld die Notlage der betroffenen Person unterschätzt.

Strategien zur Prävention und Bewältigung

Menschen im Autismus-Spektrum erleben häufig Überforderung in Form von Overloads, die zu Meltdowns oder Shutdowns führen können. Diese Situationen sind nicht nur für die Betroffenen selbst belastend, sondern stellen auch ihre Mitmenschen vor eine Herausforderung.

Um dem entgegenzuwirken, ist es wichtig, vorbeugende Strategien zu entwickeln und geeignete Maßnahmen zur Unterstützung durchzuführen. Diese helfen, Überforderung abzubauen und die Lebensqualität der Betroffenen zu erhöhen. Wie könnten diese Strategien aussehen und welche konkreten Maßnahmen können in verschiedenen Situationen helfen?

Vorbeugung gegen Overload

Die Prävention von Overload ist der erste Schritt, um die Wahrscheinlichkeit von Meltdowns und Shutdowns zu reduzieren. Eine proaktive Herangehensweise kann helfen, Stresssituationen bereits im Vorfeld zu vermeiden.

REIZREDUZIERUNG IM ALLTAG Zunächst sollte ein ruhiges Umfeld geschaffen werden. Die Gestaltung des Wohn- und Arbeitsumfelds sollte darauf abzielen, übermäßige sensorische Reize zu minimieren. Dazu gehören:

- die Verwendung von schalldämmenden Materialien oder Möbeln,
- der Einsatz von dimmbaren Lichtern oder sanften Lichtquellen, um grelle Beleuchtung zu vermeiden,
- das Dekorieren mit beruhigenden Farben und Texturen, die nicht überwältigend sind.

RÜCKZUGSORTE EINRICHTEN Um ein Overload zu verhindern, kann ein Raum oder eine Ecke im Zuhause als sicherer Rückzugsort eingerichtet werden, der bei Überforderung genutzt werden kann. Hier sollten:

- weiche Materialien wie Kissen oder Decken vorhanden sein,
- beruhigende Geräusche oder Musik abgespielt werden können,
- sensorische Hilfsmittel (z. B. Fidget-Spielzeuge, Tücher mit unterschiedlichen Texturen) zur Verfügung stehen.

STRUKTURIERTE TAGESABLÄUFE Sehr wichtig sind tägliche Routinen. Ein klar strukturierter Tagesablauf mit festen Zeiten für Aktivitäten kann helfen, Unsicherheiten zu reduzieren. Menschen mit Autismus fühlen sich oft wohler, wenn sie wissen, was sie erwartet:

- Visuelle Zeitpläne (z. B. mit Bildern oder Symbolen) können helfen, die täglichen Aktivitäten zu verdeutlichen.
- Flexibilität im Zeitplan sollte vorhanden sein, um auf unerwartete Situationen reagieren zu können.

Auf Veränderungen sollten Menschen im Autismus-Spektrum immer gut vorbereitet werden. Wenn Änderungen anstehen, sollten diese frühzeitig kommuniziert werden. Dabei können die folgenden Maßnahmen hilfreich sein:

- Gut sichtbare Zeichen, z. B. eine kleine Grafik oder ein Piktogramm auf dem Tagesplan, könnten die bevorstehenden Veränderungen anzeigen.
- Rollenspiele oder Simulationen der neuen Situation durchführen, um die betroffene Person darauf vorzubereiten.

Bewältigung von Meltdowns

Wenn ein Meltdown auftritt, ist es entscheidend, dass Sie die betroffene Person in dieser Situation unterstützen und gleichzeitig ihre Sicherheit gewährleisten. Hier sind einige Strategien, die in der akuten Situation hilfreich sein können:

SICHERE UMGEBUNG SCHAFFEN Wenn ein Meltdown bevorsteht oder bereits im Gange ist, sollten Sie die betroffene Person in einen ruhigen Raum oder an einen geschützten Rückzugsort bringen. Hier sollten:

- potenzielle Gefahrenquellen entfernt werden,
- beruhigende Reize (z. B. gedämpftes Licht, leise Musik) zur Verfügung stehen.

Es ist außerdem wichtig, der betroffenen Person genügend persönlichen Raum zu lassen. Zu enge Umgebungen oder Menschenmengen können die Situation verschärfen.

REAKTIONEN DER UMGEBUNG Wichtig in einer solchen Situation ist, Gelassenheit zu bewahren: Das Umfeld sollte ruhig bleiben und keine unnötigen Fragen stellen. Die betroffene Person sollte keinesfalls angeschrien oder zu etwas gedrängt werden. Stattdessen kann eine ruhige, sanfte Ansprache zur Entspannung beitragen. Manchmal kann es hilfreich sein, wenn Sie als vertraute Person Unterstützung anbieten. Sie sollten ruhig und geduldig bleiben und gegebenenfalls den Raum mit der betroffenen Person teilen, um Sicherheit zu geben.

NACH DEM MELTDOWN Nach einem Meltdown benötigt die betroffene Person Zeit, um sich zu beruhigen und sich zu erholen. Sie sollte nicht gedrängt werden, sofort über die Situation zu sprechen, und erst nach und nach wieder soziale Kontakte zulassen, wenn sie sich bereit fühlt.

Sobald sich die Person wieder beruhigt hat, kann es hilfreich sein, wenn Sie mit ihr über die Situation sprechen und sie reflektieren. Hierbei sollten Sie emotionale und körperliche Reaktionen gemeinsam reflektieren und zusammen Strategien entwickeln, wie sie in Zukunft besser mit ähnlichen Situationen umgehen kann. Wichtig ist dabei, einfühlsam und wertfrei vorzugehen, um Schuldgefühle oder Scham zu vermeiden. Das Gespräch sollte in einer ruhigen und sicheren Atmosphäre stattfinden, in der sich die betroffene Person verstanden fühlt.

Visuelle Hilfen oder Strukturierungshilfen können dabei unterstützend wirken und helfen, das Erlebte besser zu verarbeiten. Langfristig stärkt dies die Selbstregulation und die Fähigkeit zur Bewältigung von Stress in herausfordernden Alltagssituationen.

Unterstützung bei Shutdowns

Wenn eine Person in einen Shutdown gerät – also in einen Zustand starker Überforderung, in dem Rückzug und eine verminderte Reaktionsfähigkeit typisch sind –, ist ein besonders einfühlsamer Umgang gefragt. Die Situation erfordert Ruhe, Verständnis und das Vermeiden zusätzlicher Reize. Bestimmte Strategien können dabei unterstützen, diesen Zustand zu entschärfen und der betroffenen Person Sicherheit sowie Orientierung zu geben:

RUHIGE ANSPRACHE UND RAUM LASSEN Während eines Shutdowns ist es entscheidend, nicht zu drängen oder verbal Druck auszuüben. Stellen Sie sicher, dass die Person nicht das Gefühl hat, überfordert zu werden. Halten Sie die Umgebung so ruhig wie möglich. Reduzieren Sie Lärmquellen und schaffen Sie eine friedliche Atmosphäre. Lassen Sie der Person genügend Raum.

BERUHIGENDE MASSNAHMEN Stellen Sie sensorische Hilfsmittel bereit, die der oder dem Betroffenen helfen können, sich zu entspannen, beispielsweise Aromatherapie (z. B. Lavendelöl), Fidget-Spielzeuge oder taktile Materialien, die das Beruhigen fördern. Es kann hilfreich sein, eine Routine zu entwickeln, die es der Person ermöglicht, zu erkennen, wann und wie sie sich zurückziehen kann, um einem Shutdown vorzubeugen.

LANGFRISTIGE STRATEGIEN Schlagen Sie Achtsamkeitsübungen vor, fördern Sie Techniken wie Meditation, Yoga oder Atemübungen, die helfen, Stress und Überforderung langfristig zu reduzieren. Therapeutische Unterstützung, d. h. professionelle Hilfe von Psychologen oder Therapeuten kann hilfreich sein, um Strategien zur Stressbewältigung und emotionale Regulation zu erlernen.

Bei starker Überforderung helfen Verständnis und gezielte Strategien

Die Unterstützung von Menschen im Autismus-Spektrum bei der Prävention und Bewältigung von Overloads, Meltdowns und Shutdowns erfordert Verständnis, Geduld und geeignete Strategien. Durch die Schaffung einer reizarmen Umgebung, die Umsetzung strukturierter Tagesabläufe und die Förderung der Selbstregulation können Überforderung und Stress deutlich reduziert werden.

Im Falle eines Meltdowns oder Shutdowns ist es wichtig, die betroffene Person mit Respekt und Einfühlungsvermögen zu behandeln. Wenn eine vertrauensvolle Beziehung aufgebaut wird, sichere Rückzugsorte bereitgestellt und geeignete Unterstützungsmethoden angewandt werden, kann das Risiko von Überforderung verringert und die Lebensqualität der Menschen im Autismus-Spektrum erheblich verbessert werden.

Das Ziel aller Maßnahmen sollte es sein, Menschen mit Autismus die Möglichkeit zu geben, ihre Bedürfnisse zu erkennen und auszudrücken, damit sie in einer oft herausfordernden Welt sicher und selbstbestimmt leben können.

6 Möglichkeiten der Unterstützung

Es gibt viele Wege für ein positives Miteinander: Wie wir in bestimmten Situationen Menschen mit ASS die Kommunikation mit anderen erleichtern können, zeigen die folgenden Fallbeispiele. Gute Möglichkeiten einer langfristigen Hilfe bietet vor allem die therapeutische Begleitung. Mittlerweile gibt es aber auch eine Vielzahl digitaler Hilfsmittel, die die Lebensqualität der Menschen entscheidend verbessern.

Menschen mit Autismus-Spektrum-Störung können in unterschiedlichsten Situationen Kommunikationsprobleme mit ihren Gesprächspartnern haben. Oft kommt es zu Missverständnissen, die beide Seiten nicht auflösen können.

Fallbeispiele und Lösungsmöglichkeiten

Die folgenden Fallbeispiele aus der Praxis zeigen, wie in schwierigen Situationen verschiedene Kommunikations- und Bewältigungsstrategien erfolgreich angewandt werden können. Die im Anschluss aufgeführten Lösungsansätze sind dabei lediglich als Möglichkeiten anzusehen, denn natürlich ist jede Gesprächssituation so individuell wie die Personen, die daran beteiligt sind.

Fallbeispiel 1: Missverständnisse bei nonverbaler Kommunikation

Felix ist 28 Jahre alt und arbeitet in einem Team. Er ist fachlich sehr kompetent und erledigt seine Aufgaben präzise und zuverlässig. In Teambesprechungen fällt es ihm jedoch schwer, den Blickkontakt zu halten, was von seinen Kollegen oft als Desinteresse oder Ablehnung missverstanden wird. Während andere Teammitglieder durch ein Nicken oder ein Lächeln zeigen, dass sie den Ausführungen folgen, bleibt Felix' Gesichtsausdruck neutral. Diese Unsicherheit im Umgang mit Mimik führt dazu, dass Felix' Kollegen zögern, ihn in Gespräche einzubeziehen, weil sie nicht wissen, wie sie sein Verhalten deuten sollen.

Für Felix selbst ist die Situation sehr belastend, da er die ablehnenden Reaktionen seiner Kollegen spürt, aber nicht weiß, wie er sich anders verhalten sollte. Er fühlt sich ausgeschlossen, obwohl er gerne mehr zu den Gesprächen beitragen würde.

AUFKLÄRUNG UND SENSIBILISIERUNG DER KOLLEGEN Ein erster Schritt eines Lösungsansatzes besteht darin, Felix' Kollegen über Autismus-Spektrum-Störung aufzuklären, damit sie verstehen, dass fehlender Blickkontakt und ein neutraler Gesichtsausdruck bei Felix nicht gleichbedeutend mit Desinteresse sind. Das Wissen darüber, dass Felix diese nonverbalen Signale anders wahrnimmt, kann ihr Verständnis und ihre Akzeptanz für sein Verhalten erhöhen.

ANPASSUNG DER KOMMUNIKATIONSFORMEN Da Felix auf direkte, klare Kommunikation angewiesen ist, kann es hilfreich sein, ihn in Meetings gezielt anzusprechen und ihm konkrete Fragen zu stellen. Dadurch fühlt er sich in Gespräche eingebunden, ohne dass er selbst die Initiative ergreifen muss. Zudem können ihm schriftliche Zusammenfassungen von Besprechungen helfen, die Inhalte ohne nonverbale Ablenkungen nachzuvollziehen.

EINSATZ ALTERNATIVER KOMMUNIKATIONSMITTEL Ein weiterer Ansatz könnte sein, gemeinsam mit Felix Kommunikationsstrategien zu entwickeln, die für ihn leichter umzusetzen sind, wie z. B. das Nutzen von kleinen Hinweiskarten oder Symbolen, die signalisieren, dass er sich an einem Gespräch beteiligen möchte. Diese visuellen Hilfsmittel können ihm helfen, in Gruppen Gespräche zu strukturieren und sich gezielt einzubringen. Seine Gesprächspartner erhalten dadurch ein klares Signal von ihm und können ihn in das Gespräch einbeziehen.

Fallbeispiel 2: Bildhafte Sprache verursacht Irritationen

Laura, eine 16-jährige Schülerin, nimmt am Literaturunterricht teil. Der Lehrer verwendet häufig bildhafte Sprache und metaphorische Redewendungen, um den Inhalt von Gedichten zu erklären. Als er sagt: »Der Held des Gedichts trägt die Welt auf seinen Schultern«, fragt Laura verwirrt, wie das physisch möglich sei. Der Lehrer und die Mitschüler reagieren irritiert, da sie davon ausgehen, dass Laura versteht, dass es sich um eine Metapher handelt.

Für Laura selbst ist diese Situation frustrierend, weil sie nicht nachvollziehen kann, warum alle lachen. Sie fühlt sich missverstanden und zieht sich im Unterricht zunehmend zurück, um solche peinlichen Momente nicht noch einmal erleben zu müssen. Dies beeinträchtigt ihre Teilnahme am Unterricht und ihr Selbstvertrauen in sozialen Situationen.

DIREKTE, VERSTÄNDLICHE ERKLÄRUNG VON BILDHAFTER SPRACHE In dieser Situation gibt es folgenden Lösungsansatz: Der Lehrer könnte eine klarer verständliche Sprache verwenden und bildhafte Ausdrücke sofort erläutern, indem er konkrete Beispiele bringt. Die Metapher »Der Held trägt die Welt auf seinen Schultern« könnte er erklären: »Das bedeutet, dass er eine große Verantwortung trägt und sich sehr belastet fühlt.« Dies könnte Laura helfen, den wörtlichen und den übertragenen Sinn zu verbinden.

INDIVIDUELLE UNTERSTÜTZUNG DURCH DEN LEHRER Es wäre hilfreich, wenn der Lehrer Laura zusätzliche Unterstützung in Form von Einzelgesprächen anbieten würde, in denen er ihr bildhafte Ausdrücke ausführlich erklärt. So könnte Laura sich besser auf den Unterricht vorbereiten und würde sich sicherer fühlen, weil sie wüsste, was auf sie zukommt.

VISUELLE LERNMATERIALIEN UND KLARE STRUKTUREN Der Einsatz von visuellen Darstellungen wie Diagrammen oder Bildern, die Metaphern veranschaulichen, könnte Laura helfen, Sprachbilder besser zu verstehen. Zum Beispiel könnte das Symbol eines schwer beladenen Menschen neben der Redewendung »die Welt auf den Schultern tragen« die Bedeutung veranschaulichen und ihr das Verständnis erleichtern.

Fallbeispiel 3: Stark ausgeprägte Spezialinteressen

Niklas, ein 35-jähriger Programmierer, hat eine tiefe Leidenschaft für Astronomie. Er kann stundenlang über die Entstehung von Galaxien, die physikalischen Prozesse in schwarzen Löchern oder die neuesten Entdeckungen der Weltraumforschung sprechen. Wenn er sich mit Kollegen oder Freunden unterhält, fällt es ihm schwer, zu merken, wenn diese das Thema wechseln möchten oder sich langweilen.

Bei einem gemeinsamen Abendessen mit Freunden beginnt Niklas, detailliert über die Theorien zur Dunklen Materie zu sprechen. Seine Freunde hören anfangs interessiert zu, doch nach einiger Zeit versuchen sie, das Gespräch auf andere Themen zu lenken. Niklas bemerkt dies nicht und fährt mit seinen Erklärungen fort. Die Freunde reagieren genervt und ziehen sich zurück, da sie den Eindruck haben, Niklas sei nicht an ihren Gedanken interessiert. Für Niklas hingegen ist es unverständlich, warum seine Begeisterung für das Thema nicht geteilt wird. Die Situation führt dazu, dass er sich abgelehnt fühlt und das Bedürfnis entwickelt, sich von sozialen Treffen fernzuhalten.

KOMMUNIKATIONSTRAINING MIT FEEDBACKSCHLEIFEN Hier bietet sich folgende Strategie an: Niklas könnte in einem Kommunikationstraining lernen, auf subtile Signale seiner Gesprächspartner zu achten, die darauf hinweisen, dass sie das Thema wechseln möchten. Ein Trainer könnte ihm gezielt beibringen, wie er Gesprächspausen nutzt, um nachzufragen, ob das Thema für alle interessant ist, z. B.: »Interessiert euch das noch, oder wollt ihr über etwas anderes sprechen?«

STRUKTURIERTE GESPRÄCHSRUNDEN MIT KLARER THEMENABSTIMMUNG Bei Treffen mit Freunden könnten gemeinsam Themen festgelegt und begrenzte Zeitfenster vereinbart werden, in denen jeder über sein Interesse sprechen darf. Diese Struktur kann Niklas helfen, den Rahmen seines Redeflusses besser festzulegen und gleichzeitig seine Begeisterung für Astronomie einzubringen, ohne dass andere sich überfordert fühlen.

AUSTAUSCH MIT GLEICHGESINNTEN Zusätzlich könnten Niklas und seine Freunde vereinbaren, dass er sein Spezialinteresse für Astronomie bei speziellen Treffen mit Gleichgesinnten, wie in einem Astronomie-Club oder in Online-Foren, intensiv ausleben kann. So kann er seine Leidenschaft mit einem interessierten Umfeld teilen, das auf seine Berichte positiv reagiert; damit kann er seine Kollegen und Freunde entlasten.

Fallbeispiel 4: Sensorische Überempfindlichkeiten und ihre Folgen

Johanna ist 22 Jahre alt und studiert an einer Universität. Vorlesungen in großen Hörsälen sind für sie sehr anstrengend, weil sie jede Geräuschquelle intensiv wahrnimmt: das Rascheln von Papier, das Flüstern von Kommilitonen, das Summen des Beamers. Während ihre Mitstudierenden sich auf die Vorlesung konzentrieren können, fühlt sich Johanna von diesen Geräuschen so abgelenkt, dass sie den Vorlesungsstoff kaum aufnehmen kann. Um die Reizüberflutung zu vermeiden, setzt sie sich im Hörsaal immer nach ganz hinten.

Die Situation führt dazu, dass Johanna oft vorzeitig die Vorlesung verlässt und versucht, den Stoff allein zu Hause nachzuholen, was ihre Fortschritte im Studium beeinträchtigt und sie sozial isoliert. Obwohl Johanna ihre sensorische Empfindlichkeit gegenüber ihren Dozenten und Kommilitonen anspricht, stößt sie oft auf Unverständnis.

ANPASSUNG DER UMGEBUNG Um ihre Situation zu verbessern, könnte Johanna in Absprache mit der Universität einen ruhigeren Platz im Hörsaal wählen, z. B. in einem abgetrennten Bereich, der ihr erlaubt, sich besser zu konzentrieren. Alternativ könnte sie die Möglichkeit erhalten, die Vorlesungen über Videoaufnahmen oder Livestreams zu Hause in einer ruhigen Umgebung zu verfolgen.

VERWENDUNG VON HILFSMITTELN Geräuschunterdrückende Kopfhörer könnten Johanna dabei helfen, störende Umgebungsgeräusche auszublenden, während sie dem Vortrag zuhört. Darüber hinaus könnten spezielle Pausenräume oder Rückzugsorte auf dem Campus eingerichtet werden, in denen sie sich von der intensiven Reizbelastung kurz erholen kann.

OFFENER AUSTAUSCH MIT DOZENTEN Ein Gespräch zwischen Johanna und ihren Dozenten könnte dazu beitragen, dass diese ihre besonderen Bedürfnisse verstehen und bereit sind, Unterrichtsmaterialien vorab zur Verfügung zu stellen oder kleine Anpassungen im Vorlesungsformat vorzunehmen, um ihr den Zugang zu den Inhalten zu erleichtern.

Fallbeispiel 5: Probleme bei der Selbstregulation und Stressbewältigung

Leon ist 9 Jahre alt und besucht die Grundschule. Er liebt den geregelten Ablauf des Schulalltags, doch unvorhergesehene Änderungen im Stundenplan bringen ihn leicht aus dem Gleichgewicht. An einem Schultag fällt eine geplante Kunststunde aus, und stattdes-

sen gibt es eine ungeplante Sporteinheit. Leon wird darüber erst kurz vorher informiert und reagiert mit großer Angst. Die ungewohnte Situation und die plötzliche Veränderung überfordern ihn, sodass er mitten im Klassenzimmer laut zu weinen beginnt und sich in eine Ecke zurückzieht. Für seine Lehrer ist es schwer verständlich, warum eine kleine Änderung im Ablauf eine so heftige Reaktion auslöst. Sie versuchen, ihm gut zuzureden, doch Leon braucht viel Zeit, um sich zu beruhigen und wieder am Unterricht teilzunehmen. Diese Schwierigkeiten im Umgang mit Veränderungen führen dazu, dass Leon oft als »unkooperativ« oder »schwierig« wahrgenommen wird, obwohl seine Reaktionen auf genuine Überforderung zurückzuführen sind.

VORBEREITUNG AUF VERÄNDERUNGEN Hier wäre es hilfreich, wenn Leon durch Visualisierungen und klare Ankündigungen auf Änderungen im Tagesablauf vorbereitet würde. Die Lehrkräfte könnten ihm morgens eine Übersicht geben, auf der auch unvorhergesehene Änderungen markiert sind, sodass er sich mental darauf einstellen kann. Dies reduziert den Schockmoment und hilft ihm, sich auf die neue Situation einzulassen.

INDIVIDUELLE RÜCKZUGSSTRATEGIEN Sinnvoll wäre es, Leon einen festen Rückzugsort im Klassenzimmer anzubieten, an den er sich in stressigen Momenten zurückziehen kann, um sich zu beruhigen. Dieser Ort sollte geräuscharm und vertraut sein, sodass er sich dort sicher fühlt. Leon könnte sich mit einer beruhigenden Aktivität wie Lesen oder Malen entspannen, bis er wieder bereit ist, am Unterricht teilzunehmen.

UNTERSTÜTZUNG DURCH BEZUGSPERSONEN Leon könnte eine Vertrauensperson oder einen Mentor an der Schule haben, an den er sich in belastenden Situationen wenden kann. Diese Person könnte ihm helfen, seine Gefühle zu benennen und gemeinsam Strategien zu entwickeln, um mit Veränderungen besser umzugehen, z. B. durch Atemübungen oder kurze Gespräche zur Beruhigung.

Fallbeispiel 6: Bedürfnis nach Routine und Schwierigkeiten mit Perspektivwechsel

Alfred, ein 49-jähriger Ingenieur mit ASS, arbeitet seit vielen Jahren in der gleichen Firma und hat sich über die Zeit eine feste Vorgehensweise für seine Projekte angeeignet. Eines Tages schlägt ein neuer Kollege vor, eine andere Software zu verwenden, um die Effizienz des Teams zu steigern. Alfred lehnt den Vorschlag sofort ab, ohne sich die Vorteile der neuen Software genauer erklären zu lassen. Er beharrt auf seiner bisherigen Arbeitsweise, weil er sich darin sicher fühlt und sich generell schwertut, sich auf eine neue Methode einzulassen. Der Kollege ist irritiert über Alfreds Ablehnung und empfindet ihn als unflexibel.

Für Alfred ist die Situation sehr stressig, da er nicht versteht, warum seine gewohnte Vorgehensweise plötzlich infrage gestellt wird. Er fühlt sich unsicher und reagiert ablehnend, weil er fürchtet, die Kontrolle über die Situation zu verlieren. Dieses Verhalten führt zu Spannungen im Team und erschwert die Zusammenarbeit.

SCHRITTWEISE EINFÜHRUNG DER NEUEN METHODE Alfred könnte zunächst durch eine schrittweise Einführung an die neue Software herangeführt werden, sodass er die Möglichkeit hat, sich in seinem eigenen Tempo mit den neuen Abläufen vertraut zu machen. Der Kollege könnte ihm eine Pro- und Contra-Liste präsentieren, die den Nutzen der neuen Software konkret darstellt. So kann Alfred die Vorteile klar erkennen und sich leichter darauf einlassen.

INTEGRATION IN ENTSCHEIDUNGSPROZESSE Alfred könnte stärker in die Entscheidungsfindung eingebunden werden, indem ihm die Möglichkeit gegeben wird, eigene Vorschläge zur Verbesserung der Arbeitsabläufe einzubringen. Dadurch kann er sich als aktiver Teil des Prozesses fühlen, anstatt das Gefühl zu haben, dass ihm etwas aufgezwungen wird.

MENTORING DURCH ERFAHRENE KOLLEGEN Ein erfahrener Kollege könnte als Mentor fungieren und Alfred gezielt beim Umgang mit neuen Methoden unterstützen. Durch den direkten Austausch und praktische Beispiele kann Alfred leichter nachvollziehen, warum die Veränderung sinnvoll ist. Das Mentoring kann auch dazu beitragen, dass Alfred lernt, sich flexibler auf neue Arbeitsweisen, etwa durch die Einführung einer neuen Software, einzulassen.

Therapeutische Ansätze

Individuelle therapeutische Hilfe kann für Menschen mit Autismus-Spektrum-Störung wesentlich zu einer besseren Kommunikation mit anderen beitragen.

Logopädie bei Autismus-Spektrum-Störung

Logopädie ist bei Menschen mit ASS häufig von zentraler Bedeutung, da Sprach- und Kommunikationsprobleme eine der Hauptmerkmale der Störung darstellen. Ziel der logopädischen Therapie ist es, die Kommunikationsfähigkeiten zu verbessern, sowohl verbal als auch nonverbal. Dabei geht es nicht nur darum, den Sprachgebrauch zu fördern, sondern auch um die Fähigkeit, soziale Signale zu verstehen und auf sie zu reagieren.

ANWENDUNGSBEREICHE Viele Kinder mit ASS zeigen eine verzögerte Sprachentwicklung oder verwenden Echolalie (Seite 16). Die Logopädie kann helfen, diese sich wiederholenden Muster durch gezielte Übungen zu durchbrechen und neue Kommunikationsstrategien zu entwickeln.

Bei den meisten Menschen im Autismus-Spektrum ist die Fähigkeit zur non-verbalen Kommunikation, etwa durch Mimik oder Gestik, eingeschränkt. Logopädinnen und Logopäden arbeiten daran, diese Berei-

Logopädie: Hier kommen auch Sprachcomputer zum Einsatz

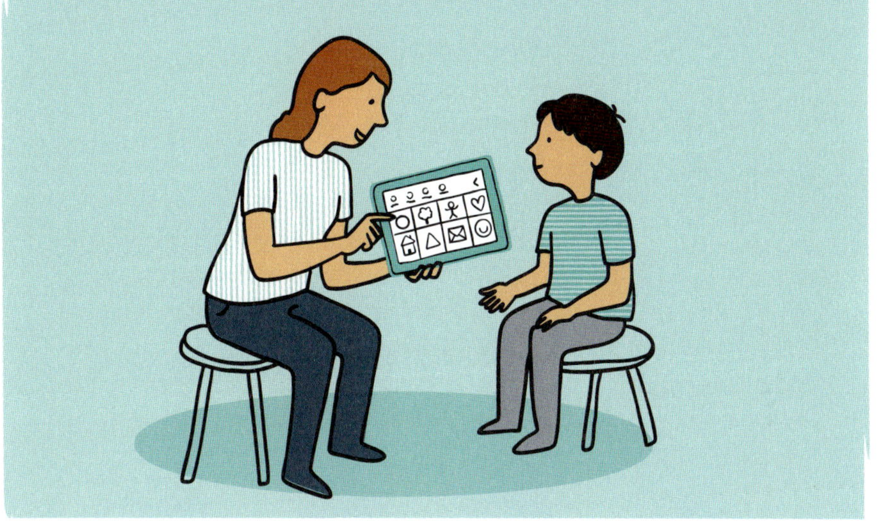

che zu verbessern und alternative Kommunikationsformen wie Gebärden oder Piktogramme zu vermitteln.

Das Verständnis und die Anwendung sozialer Regeln werden in der logopädischen Therapie gezielt geübt. Hier lernen Menschen im Autismus-Spektrum z. B., wie sie Dialoge führen oder Blickkontakt zu Gesprächspartnern halten können. So fallen ihnen soziale Interaktionen nach und nach leichter.

THERAPEUTISCHE METHODEN Sprachfördersysteme wie PECS (Seite 51) unterstützen Kinder dabei, sich durch den Austausch von Bildern auszudrücken, bevor sie die verbale Kommunikation entwickeln. Wenn ein Kind nur wenig oder kaum spricht, kann ein Sprachcomputer, auch »Talker« genannt (siehe Abb. oben), bei der Kommunikation unterstützen.

Bei Therapieansätzen wie dem »Hanen-Programm« (Seite 126) werden Eltern aktiv in die Therapie einbezogen, um den kommunikativen Austausch in der häuslichen Umgebung zu fördern. Auch Rollenspiele und soziale Geschichten sind Teil der therapeutischen Methoden von Logopädie. Durch das Nachstellen von Alltagssituationen lernen

Kinder, soziale Szenarien zu verstehen und sich besser in diese einzufinden.

Verhaltenstherapie bei Menschen im Autismus-Spektrum

Die Verhaltenstherapie hat sich als besonders wirksam bei der Behandlung von ASS erwiesen. Sie hat das Ziel, dass problematische Verhaltensweisen abgelegt und gleichzeitig alternative Verhaltensweisen erlernt werden. Hier geht es darum, das Verhalten systematisch zu analysieren und durch positive Verstärkung erwünschte Verhaltensweisen zu fördern. Der Fokus liegt darauf, den Alltag der Betroffenen und ihrer Familien zu erleichtern.

ANWENDUNGSBEREICHE Autistische Menschen zeigen oft Verhaltensauffälligkeiten wie etwa Selbstverletzung, repetitive Bewegungen (z. B. Schaukeln, Klatschen) oder starke Reaktionen auf Veränderungen. Verhaltenstherapie hilft, solche Verhaltensweisen zu verstehen und zu modifizieren.

Das Training sozialer Fähigkeiten spielt bei dieser Therapie eine große Rolle. Kinder und Erwachsene mit ASS profitieren von einem strukturierten sozialen Kompetenztraining, das ihnen hilft, Beziehungen aufzubauen und zu pflegen.

Die Verhaltenstherapie hilft auch beim Abbau von Ängsten und Überforderung. Menschen mit ASS sind häufig empfindlich gegenüber Reizen (z. B. Geräuschen, Licht) und entwickeln dadurch Ängste. Die Verhaltenstherapie unterstützt dabei, solche Ängste abzubauen und Bewältigungsstrategien zu entwickeln.

THERAPEUTISCHE METHODEN Die Applied Behavior Analysis (ABA) basiert auf der Idee, dass Verhalten durch Belohnungen verstärkt wird. Ziel ist es, durch systematische Belohnung positive Verhaltensweisen zu fördern. ABA wird bei Menschen mit ASS oft intensiv und regelmäßig durchgeführt, besonders bei jüngeren Kindern.

Der TEACCH-Ansatz (Treatment and Education of Autistic and Related Communication Handicapped Children) setzt den Fokus auf eine strukturierte Umgebung und visuelle Hilfsmittel, um Menschen im Autismus-Spektrum Orientierung zu geben und den Tagesablauf zu erleichtern.

Durch Verstärkerpläne und Token-Systeme werden Belohnungssysteme eingesetzt, um gewünschtes Verhalten zu fördern, beispielsweise durch Sammeln von Punkten oder Sternchen für positives Verhalten.

Mehr Selbstständigkeit durch Ergotherapie

Ergotherapie konzentriert sich bei Autismus-Spektrum-Störung darauf, die motorischen Fähigkeiten, die Alltagskompetenzen und ggf. die sensorische Wahrnehmung zu verbessern. Ziel ist es, die Selbstständigkeit der Betroffenen zu fördern und ihre Sensibilität gegenüber äußeren Reizen zu reduzieren.

ANWENDUNGSBEREICHE Besonders im Bereich der sensorischen Integration (z.B. Über- oder Unterempfindlichkeit gegenüber Berührungen, Geräuschen) kann Ergotherapie helfen, die Reizverarbeitung zu verbessern.

THERAPEUTISCHE METHODEN Einsatz von gezielten Bewegungsübungen, Spielen und Aktivitäten, um die Koordination und die Fähigkeit zur Selbstregulation zu fördern.

Spannungsabbau durch Musik- und Kunsttherapie

Musik- und Kunsttherapie bieten Menschen mit ASS die Möglichkeit, sich auf kreative Weise auszudrücken, insbesondere wenn die verbale Kommunikation schwierig ist. Diese Therapieformen zielen darauf ab, emotionale Spannungen abzubauen und soziale Interaktionen zu fördern.

ANWENDUNGSBEREICHE Musik- und Kunsttherapie sind besonders geeignet für Menschen, die Schwierigkeiten haben, ihre Gefühle verbal auszudrücken oder soziale Kontakte aufzunehmen.

THERAPEUTISCHE METHODEN Gemeinsames Musizieren, freies Malen oder kreatives Gestalten bieten Raum, um sich ohne Worte mitzuteilen und emotionale Bedürfnisse zum Ausdruck zu bringen.

Systemische Therapie und Familientherapie

Die systemische Therapie betrachtet die Familie als ein soziales System, in dem das Verhalten eines Mitglieds alle anderen beeinflusst. Bei der Behandlung von ASS liegt der Fokus darauf, die gesamte Familie zu stärken und zu unterstützen.

ANWENDUNGSBEREICH Diese Therapieform hilft Familien, besser mit den Herausforderungen im Alltag umzugehen und fördert eine positive Kommunikation innerhalb der Familie.

THERAPEUTISCHE METHODEN Wesentlich in der systemischen Therapie sind Familiengespräche, die gemeinsame Erarbeitung von Alltagsstrukturen und der Austausch darüber, wie Probleme im familiären Bereich bewältigt werden können. Diese Strategien können helfen, den Umgang mit den spezifischen Bedürfnissen des Kindes oder Erwachsenen zu verbessern.

Individuelle Therapieansätze bei ASS

Bei der Behandlung einer Autismus-Spektrum-Störung gibt es keine »One-Size-Fits-All«-Lösung. Jedes Kind und jeder Erwachsene mit ASS hat individuelle Bedürfnisse, die eine maßgeschneiderte therapeutische Begleitung erfordern. Die Logopädie unterstützt besonders im Bereich der Kommunikationsentwicklung, während die Verhaltenstherapie sich auf die Anpassung von Verhaltensweisen und den Abbau problematischer Muster konzentriert. Therapieformen wie Ergotherapie und Musiktherapie bieten alternative Wege, um auf emotionale und sensorische Bedürfnisse einzugehen.

Die Wahl der passenden Therapie hängt von der Ausprägung der Symptome, dem Alter und den persönlichen Vorlieben der Betroffenen ab. Eine interdisziplinäre Zusammenarbeit zwischen Therapeuten, Eltern und Erziehern oder Lehrern ist oft entscheidend, um einen wirklichen Therapieerfolg zu erzielen und die bestmögliche Unterstützung zu gewährleisten. So können Menschen mit Autismus-Spektrum-Störung ein erfülltes und selbstbestimmtes Leben führen.

Digitale Hilfsmittel

Die Herausforderungen in der sozialen Interaktion und Kommunikation, die mit einer Autismus-Spektrum-Störung einhergehen, können auch durch den Einsatz technologischer Hilfsmittel deutlich abgemildert werden. Im ersten Teil dieses Buches haben wir bereits die wichtigsten Instrumente für Unterstützte Kommunikation vorgestellt (Seite 43). Im Folgenden geht es nun um eine weiterreichende Unterstützung der Kommunikation und sozialen Teilhabe autistischer Menschen durch digitale Technologien. Die hier vorgestellten Apps und spezialisierten Geräte können eine wertvolle Unterstützung bei Schwierigkeiten im verbalen Austausch wie in der nonverbalen Kommunikation bieten und helfen, diese Barrieren zu überwinden.

Apps für Unterstützte Kommunikation im Autismus-Spektrum

Apps bieten eine zugängliche und flexible Möglichkeit, die Kommunikation von Menschen mit ASS zu unterstützen. Sie können auf Smartphones und Tablets installiert werden und sind oft intuitiv in der Bedienung, was sie ideal für den Einsatz im Alltag macht.

Unterstützte Kommunikation ist eine der zentralen Methoden, um Menschen mit ASS dabei zu helfen, sich anderen verständlich zu machen. Eine der effektivsten Methoden zur visuellen Kommunikation ist das bereits beschriebene Picture Exchange Communication System (PECS), es gibt aber auch Alternativen:

- **PECS App:** Die PECS-Methode wurde entwickelt, um Menschen mit eingeschränkter verbaler Kommunikation eine visuelle Alternative zu bieten. In der PECS App können Nutzer durch das Antippen von Symbolen und Bildern ihre Bedürfnisse, Wünsche oder Gedanken mitteilen. Die App ist eine digitale Erweiterung des klassischen PECS, bei dem physische Bildkarten eingesetzt werden (Seite 51). Sie ermöglicht eine personalisierte Anpassung der Symbole und Fotos, sodass individuelle Bedürfnisse und Vorlieben berücksichtigt werden. Die digitale Version bietet den Vorteil, dass das »Vokabelbuch« immer dabei ist und zusätzliche Bilder einfach hinzugefügt werden können. Dies erleichtert die Anpassung an neue Situationen und Orte.
- **Proloquo2go:** Diese App ist eine der bekanntesten auf dem Gebiet der Unterstützten Kommunikation,

die sich ebenfalls hervorragend für Menschen mit ASS eignet. Sie basiert auf der Nutzung von Symbolen und kann auch Texte in gesprochene Sprache umwandeln (»Text-to-Speech«). Proloquo2go ist besonders flexibel, da es ermöglicht, den Wortschatz individuell anzupassen und so schrittweise eine komplexere Kommunikation aufzubauen.

- **Avaz:** Eine weitere beliebte App, die Menschen im Autismus-Spektrum eine einfache Möglichkeit bietet, sich über Symbole auszudrücken. Sie fördert die Entwicklung von Sprachfähigkeiten, indem sie visuelle Unterstützung bietet und es den Nutzern ermöglicht, durch das Antippen von Symbolen oder Bildern Worte und Sätze zu bilden. Avaz wurde unter anderem für den Einsatz in der Therapie von Autismus entwickelt und ist leicht anpassbar.

Apps für Social Stories und soziale Fähigkeiten

Menschen mit ASS haben häufig Schwierigkeiten, sich in sozialen Situationen zurechtzufinden und soziale Regeln zu verstehen. Apps, die Social Stories, d. h. individuell erstellte Geschichten, vermitteln, können hier eine wertvolle Unterstützung bieten:

- **Pictello:** Diese App erlaubt es der Nutzerin oder dem Nutzer, personalisierte Geschichten mit eigenen Bildern und Texten zu erstellen, die als visuelle Unterstützung für den Alltag dienen. Zum Beispiel kann eine Geschichte darüber erstellt werden, wie man sich in einem Supermarkt verhält oder wie man auf die Schule vorbereitet wird. Pictello ist besonders für Menschen mit ASS geeignet, da die Visualisierungen helfen, die Bedeutung von sozialen Situationen besser zu verstehen.

- **Social Stories Creator:** Mit dieser App kann die Benutzerin oder der Benutzer Schritt-für-Schritt-Geschichten zu sozialen Situationen erstellen. Diese können zum Beispiel genutzt werden, um Verhaltensweisen zu erklären, die Menschen mit ASS schwer nachvollziehen können. So können soziale Regeln und Erwartungen in einer klaren und verständlichen Weise vermittelt werden, was den Umgang mit neuen oder stressigen Situationen erleichtert.

Apps zur Emotionserkennung und zum Training sozialer Fähigkeiten

Da viele Menschen im Autismus-Spektrum Schwierigkeiten haben, Gesichtsausdrücke und Emotionen zu erkennen, bieten einige Apps speziell darauf ausgerichtete Trainings an:

- **Emoreact:** Dies ist eine App, die Bilder und Videos verwendet, um die Erkennung und das Verständnis von Emotionen zu fördern. Sie hilft Menschen mit ASS, unterschiedliche Gesichtsausdrücke und ihre Bedeutung zu erkennen und so ihre sozialen Fähigkeiten zu verbessern.
- **Autism ihelp:** Diese App bietet eine Reihe von Spielen und interaktiven Übungen, die darauf abzielen, die soziale und emotionale Wahrnehmung zu stärken. Besonders Kinder mit ASS lernen auf diese Weise spielerisch, wie sie auf bestimmte emotionale Ausdrücke und soziale Situationen reagieren können.

Augensteuerungssysteme

Augensteuerungssysteme bieten eine weitere Möglichkeit zur Kommunikation für Menschen mit ASS, die zusätzlich motorische Einschränkungen haben:

- **Tobii Eye Tracker:** Dieses System ermöglicht es Menschen mit ASS, die aufgrund motorischer Schwierigkeiten nicht in der Lage sind, Touchscreens zu bedienen, den Bildschirm durch Augenbewegungen zu steuern. So können Symbole und Wörter ausgewählt werden, die dann vom Gerät laut vorgelesen werden. Dies ist besonders hilfreich für Menschen, die nicht verbal kommunizieren können und zusätzliche motorische Einschränkungen haben.

Welche Vor- und Nachteile haben digitale Hilfsmittel bei ASS?

Die Vorteile bei der Anwendung hochtechnologischer digitaler Hilfsmittel liegen auf der Hand und werden in der Praxis von nahezu allen Nutzerinnen und Nutzern bestätigt:

- **Erleichterte Kommunikation:** Apps wie die PECS App und spezialisierte Geräte ermöglichen es Menschen mit ASS, ihre Bedürfnisse und Gedanken klarer auszudrücken. Dies kann Frustrationen reduzieren und das Gefühl der Selbstwirksamkeit stärken.
- **Förderung der sozialen Teilhabe:** Durch die verbesserte Kommunikationsfähigkeit können Menschen mit ASS leichter an sozialen Aktivitäten teilnehmen, sei es in der Schule, bei Freizeitakti-

vitäten oder in der Familie. Die Technologie kann dazu beitragen, dass sich Menschen mit ASS in ihrem sozialen Umfeld besser zurechtfinden und verstanden fühlen.

- **Flexibilität und Anpassbarkeit:** Viele der genannten Apps und Geräte lassen sich individuell anpassen. Das ist besonders wichtig, da die Ausprägung von ASS stark variieren kann und jede Person ihre eigenen Bedürfnisse hat. Die Möglichkeit, Inhalte und Vokabular der Apps oder Geräte zu personalisieren, macht diese Hilfsmittel besonders wertvoll.

Es gibt aber auch einige Herausforderungen, die eine Nutzung schwierig oder auch unmöglich machen können. Diese Schwierigkeiten wurden zum Teil schon im Kapitel zur Unterstützten Kommunikation (Seite 48) erwähnt:

- **Sensorische Überlastung:** Da viele Menschen mit ASS empfindlich auf visuelle und auditive Reize reagieren, kann es wichtig sein, bei der Auswahl von Apps und Geräten darauf zu achten, dass diese nicht zu viele Reize erzeugen.
- **Kosten und Zugänglichkeit:** Während einige Apps, wie die PECS App oder Letmetalk, kostengünstig oder sogar kostenlos sind, können spezialisierte Geräte wie Tobii Dynavox hohe Anschaffungskosten mit sich bringen. Die Kostenübernahme durch Krankenkassen ist oft nicht selbstverständlich und erfordert eine sorgfältige Planung.
- **Einarbeitung und Schulung:** Der Umgang mit diesen Technologien erfordert nicht nur von den Nutzern, sondern auch von deren Betreuern, Familienmitgliedern und Lehrern eine Schulung. Nur wenn alle Beteiligten die Geräte richtig nutzen können, können diese ihr volles Potenzial entfalten.

Technologie als Brücke zur Kommunikation für Menschen mit ASS

Wie wir gesehen haben, bieten technologische Hilfsmittel Menschen mit Autismus-Spektrum-Störung eine wichtige Unterstützung, um ihre Kommunikationsbarrieren zu überwinden. Sie eröffnen neue Wege der Ausdrucksfähigkeit und tragen dazu bei, dass sich Menschen mit ASS in ihrem sozialen Umfeld besser zurechtfinden und aktiver am Leben teilnehmen können.

Die Auswahl des richtigen Hilfsmittels hängt von den individuellen Bedürfnissen der betroffenen Person ab. Eine enge Zusammenarbeit mit therapeutischen und pädagogischen Fachkräften und der Familie ist entscheidend, um das passende Werkzeug zu finden und optimal einzusetzen. Mit der richtigen Unterstützung können diese technologischen Hilfsmittel einen wichtigen Beitrag dazu leisten, dass Menschen mit ASS ihr Potenzial ausschöpfen und ein selbstbestimmtes Leben führen können.

Wege zu einem positiven Miteinander

Kommunikation mit Menschen im Autismus-Spektrum ist so individuell wie die Menschen selbst. Es gibt keine universelle Lösung – jede Person braucht angepasste Strategien, sei es durch gezielte Kommunikationsmethoden, therapeutische Ansätze oder technische Hilfsmittel. Oft ist es die Kombination verschiedener Wege, die am besten funktioniert, abhängig von der jeweiligen Ausprägung der ASS.

Doch über alle Methoden hinaus bleibt ein entscheidender Faktor: das menschliche Miteinander. Kommunikation gelingt nicht allein durch Technik oder Strategie, sondern vor allem durch Verständnis und Empathie. Wer sich als neurotypischer Mensch bemüht, die Perspektive seines autistischen Gegenübers nachzuvollziehen, schafft eine Brücke, die weit über die Worte hinausgeht. Letztlich ist es diese Haltung, die den großen Unterschied macht.

Danksagung

An dieser Stelle möchte ich mich ganz herzlich bedanken – ohne die Unterstützung vieler Menschen wäre dieses Buch nicht möglich gewesen.

Zuerst danke ich meiner Familie, die mir während des gesamten Schreibprozesses zur Seite stand. Ihr habt mir den Raum gegeben, mich auf dieses Projekt zu konzentrieren, und wart immer für mich da, wenn ich einen Rat oder aufmunternde Worte brauchte. Eure Geduld und euer Verständnis haben mir sehr viel bedeutet, und ohne eure Unterstützung wäre dieses Buch sicher nicht in dieser Form entstanden.

Mein Dank gilt auch all jenen, die ihre persönlichen Erfahrungen zum Thema Autismus und Kommunikation mit mir geteilt haben. Durch eure Offenheit konnte ich einen tieferen Einblick in die Herausforderungen und die besonderen Perspektiven des autistischen Spektrums gewinnen. Ihr habt dazu beigetragen, dass dieses Buch nicht nur theoriebezogen, sondern auch praxisorientiert und authentisch ist.

Ebenso möchte ich mich bei den Kolleginnen und Kollegen bedanken, die mir mit ihrem Wissen und ihrer Expertise zur Seite standen. Eure Einblicke und fachlichen Anregungen haben mir geholfen, die wissenschaftlichen Aspekte mit den individuellen Erfahrungen zu verbinden und ein Buch zu schreiben, das hoffentlich viele Leserinnen und Leser erreicht.

Ich hoffe, dass dieses Buch ein wenig dazu beitragen kann, das Verständnis für Autismus und die Vielfalt der menschlichen Kommunikation zu erweitern. Möge es denjenigen eine Hilfe sein, die sich mit dem Thema auseinandersetzen, sei es als Fachperson, als Angehörige oder als betroffene Person selbst.

Vielen Dank für Ihre Unterstützung und für das Vertrauen, das Sie mir entgegengebracht haben.

Anika Morandin

Glossar

Applied Behavior Analysis (ABA), übersetzt »angewandte Verhaltensanalyse«, ist eine Methode zur Analyse und Veränderung von Verhalten, um positive Entwicklungen zu fördern.

Asperger-Syndrom wird eine Form von Autismus genannt, bei der Betroffene Schwierigkeiten in der sozialen Interaktion und Kommunikation haben, aber eine normale bis hohe Intelligenz und Sprachentwicklung aufweisen.

Atypischer Autismus ist eine Form von Autismus, bei der die Symptome unvollständig oder erst später auftreten. Die spezifischen Kriterien des frühkindlichen Autismus und des Asperger-Syndroms sind bei dieser Variante nicht erfüllt.

Autism ihelp Diese App wurde speziell entwickelt, um Menschen mit Autismus bei der Entwicklung von Sprache und anderen Kommunikationsfähigkeiten zu unterstützen. Sie bietet visuelle Hilfsmittel und interaktive Übungen an.

Autismus-Spektrum-Störung (ASS) ist ein Überbegriff für verschiedene neurologische Entwicklungsstörungen, die Schwierigkeiten in den Bereichen soziale Interaktion, Kommunikation und flexibles Denken umfassen.

Avaz App Diese digitale Kommunikationshilfe unterstützt Menschen mit Sprach- und Kommunikationsstörungen, insbesondere bei Autismus. Sie nutzt Symbole und Text-to-Speech-Technologie, um die verbale Kommunikation zu erleichtern.

Bildgestützte Kommunikation nutzt visuelle Symbole oder Bilder als nonverbale Ausdrucksmöglichkeiten, um die Kommunikation für Menschen mit Sprach- oder Kommunikationsstörungen zu erleichtern.

Bliss-Symbolik ist eine Form der bildgestützten Kommunikation, bei der grafische Symbole verwendet werden, um Wörter und Konzepte darzustellen. Das System wurde insbesondere für Menschen mit Sprach- oder Kommunikationsbarrieren entwickelt.

Boardmaker Diese Software ermöglicht es, visuelle Kommunikationsmaterialien wie Symbole oder Bilder zu erstellen, um Menschen mit speziellen Bedürfnissen, insbesondere im Bereich der Kommunikation, zu unterstützen.

DSM-5 (Diagnostic and Statistical Manual of Mental Disorders) ist ein umfassendes Klassifikationssystem, das psychische Störungen beschreibt und deren Diagnosekriterien festlegt, um eine standardisierte Diagnose zu ermöglichen.

Echolalie nennt man das wiederholte Nachsprechen von Wörtern oder Sätzen, die jemand anderes gesagt hat.

Emoreact Diese App hilft Menschen mit Autismus, ihre Emotionen besser zu erkennen und auszudrücken.

Ergotherapie ist eine therapeutische Methode, die Menschen dabei unterstützt, ihre Alltagsfähigkeiten zu verbessern, um ein selbstständiges Leben zu führen.

Evaluierung bezeichnet die systematische Bewertung und Analyse von Prozessen, Programmen oder Maßnahmen, um deren Effektivität, Qualität und Erfolg zu überprüfen.

Frühkindlicher Autismus ist eine Form von Autismus, der sich durch starke Beeinträchtigungen in der sozialen Interaktion, Kommunikation und im Verhalten zeigt. Er wird meist in den ersten drei Lebensjahren eines Kindes diagnostiziert.

Gotalk Diese computergestützte Kommunikationshilfe ermöglicht Menschen mit Sprachstörungen durch das Auswählen von Symbolen oder Bildern eine verbesserte verbale Kommunikation mit anderen.

Grid ist eine Software zur unterstützten Kommunikation, die es Menschen mit Sprach- oder Kommunikationsstörungen ermöglicht, mithilfe von Symbolen, Texten oder Sprache zu kommunizieren.

Hanen-Programm Dieser Therapieansatz unterstützt Eltern und Fachkräfte dabei, die Sprachentwicklung von Kindern mit Kommunikationsstörungen durch gezielte Interaktionen und Alltagsaktivitäten zu fördern.

Inklusive Kommunikation bedeutet, Kommunikationsmethoden zu nutzen, die allen Menschen, unabhängig von ihren Fähigkeiten oder Einschränkungen, den Zugang zu und die Teilhabe an Gesprächen und Informationen ermöglicht.

Integrative Kommunikation bezieht sich auf die Förderung einer gemeinsamen Kommunikation, die alle Beteiligten einbezieht und unterschiedliche Kommunikationsbedürfnisse und -fähigkeiten berücksichtigt, um eine inklusive und effektive Interaktion zu ermöglichen.

Kanner-Syndrom ist eine frühere Bezeichnung für frühkindlichen Autismus.

Kommunikations-App Dies ist eine digitale Anwendung, die Menschen mit Sprach- oder Kommunikationsstörungen dabei hilft, sich mittels Texten, Bildern, Symbolen oder Sprachausgabe auszudrücken.

Letmetalk ist eine kostenlose Kommunikations-App.

Logopädie Diese therapeutische Disziplin beschäftigt sich mit der Diagnose und Behandlung von Sprach-, Sprech-, Stimm- und Schluckstörungen.

Meltdown bezeichnet eine extreme Stressreaktion bei Menschen mit ASS, die sich in überwältigenden emotionalen oder körperlichen Ausbrüchen äußert, oft ausgelöst durch Reizüberflutung oder Überforderung.

Metacom ist eine Sammlung standardisierter Bildsymbole, das in der Unterstützten Kommunikation eingesetzt wird, um Menschen mit Kommunikationsschwierigkeiten zu helfen, ihre Bedürfnisse, Wünsche und Gedanken auszudrücken.

Neurotypisch Als »neurotypisch« werden Menschen beschrieben, deren neurologische Entwicklung und kognitive Funktionen den gesellschaftlichen Durchschnittsnormen entsprechen.

Overload bezeichnet eine Reizüberflutung, bei der das Gehirn durch zu viele sensorische oder emotionale Eindrücke überfordert wird, was bei Autismus häufig zu Stress oder einem Meltdown führen kann.

Paraverbale Kommunikation umfasst die Art und Weise, wie etwas gesagt wird, also Stimme, Tonfall, Lautstärke und Sprechtempo, und beeinflusst die Wirkung der verbalen Botschaft.

Perzeptuelle Wahrnehmung nennt man die Verarbeitung und Interpretation sensorischer Reize durch das Gehirn, um die Umwelt zu erkennen und zu verstehen.

Pictello ist eine App, mit deren Hilfe Menschen mit Kommunikationsschwierigkeiten durch bebilderte Geschichten mit Text und Sprachausgabe persönliche Erlebnisse oder Informationen teilen können.

Picture Exchange Communication System (PECS) ist eine häufig genutzte Methode der Unterstützten Kommunikation, bei der Menschen mit Sprachbeeinträchtigungen durch den Austausch von Bildern oder Symbolkarten kommunizieren.

Pragmatische Sprache So wird der sinnvolle und kontextgerechte Gebrauch von Sprache in sozialen Situationen genannt.

Proloquo2go Diese unterstützende Kommunikations-App ermöglicht Menschen mit Sprachstörungen, durch Symbole, Text und Sprachausgabe zu kommunizieren.

Prosodie umfasst die Betonung, Intonation und den Rhythmus der Sprache.

Proxemik ist ein Forschungsbereich der Kommunikationswissenschaft, der sich mit dem räumlichen Verhalten des Menschen in sozialen Interaktionen befasst.

Repetitives Sprechen nennt man das Wiederholen bestimmter Phrasen und Wörter, auch wenn sie nicht zum aktuellen Gespräch passen.

Selbstregulation bezeichnet die Fähigkeit, eigene Emotionen, Gedanken und Verhaltensweisen zu kontrollieren und anzupassen, um in verschiedenen Situationen angemessen zu reagieren.

Shutdown nennt man eine Reaktion auf Überforderung oder Reizüberflutung, bei der eine Person sich zurückzieht und inaktiv wird.

Social Stories werden bei Personen mit ASS eingesetzt, um soziale Fertigkeiten zu verbessern. Eine Social Story beschreibt in einfacher Sprache eine soziale Situation oder eine Fähigkeit und liefert die benötigten Informationen, um diese zu bewältigen.

Social Stories Creator ist eine digitale Anwendung oder ein Tool, mit dem benutzerdefinierte Social Stories erstellt werden können.

Soziale Interaktion bezieht sich auf den Austausch von Informationen, Gefühlen oder Verhaltensweisen zwischen Menschen, der durch verbale und nonverbale Kommunikation erfolgt.

Speech-Generating-Devices (SGDs) sind elektronische Hilfsmittel, die es Menschen mit Sprachstörungen ermöglichen, durch Text oder Symbole gesprochene Sprache zu erzeugen.

Sprachgenerierungssysteme ermöglichen Menschen mit Sprachstörungen, durch Eingabe von Text oder die Auswahl von Symbolen gesprochene Sprache zu erzeugen und so zu kommunizieren.

Stimming bezeichnet repetitive, oft selbststimulierende Verhaltensweisen wie Hüpfen, Klatschen oder Schaukeln, die häufig bei Menschen mit Autismus auftreten und als Bewältigungsmechanismen dienen oder Ausdruck von Überstimulation sind.

Systemische Therapie ist ein therapeutischer Ansatz, der das Verhalten und die Probleme von Individuen im Kontext ihrer sozialen Systeme (z. B. Familie, Arbeit) betrachtet und Veränderungen in den Beziehungen und Interaktionen anstrebt.

Talktablet Diese App ermöglicht Menschen mit Sprachstörungen, durch die Auswahl von Symbolen oder Texten gesprochene Sprache zu erzeugen und so zu kommunizieren.

TEACCH-Ansatz Dieser therapeutische Ansatz umfasst ein strukturiertes, individuell angepasstes Programm zur Förderung von Menschen mit Autismus. Es verwendet visuelle Hilfsmittel und klare Strukturen, um das Lernen und die Kommunikation zu unterstützen.

Theory of Mind Als »Theory of Mind« wird die Fähigkeit bezeichnet, sich in andere hineinzuversetzen.

Tobii Dynavox ist ein Unternehmen, das spezialisierte Kommunikationshilfsmittel wie Sprachgenerierungsgeräte und Apps entwickelt, um Menschen mit Sprach- und Kommunikationsstörungen zu helfen, sich auszudrücken.

Tobii Eye Tracker Dieses Gerät erfasst die Augenbewegungen einer Person, um deren Blickrichtung und -intensität zu analysieren. Es wird häufig zur Unterstützung von Menschen mit Behinderung verwendet.

Token-System ist eine Verhaltensmodifikationstechnik, bei der Personen für erwünschtes Verhalten »Token« (z. B. Punkte, Aufkleber) erhalten, die später gegen Belohnungen eingetauscht werden können.

Turn-Taking bezeichnet die Praxis, bei der Personen abwechselnd bei einer Unterhaltung oder Aktivität sprechen oder handeln, was für eine strukturierte und respektvolle Kommunikation sorgt.

Unterstützte Kommunikation (UK) umfasst sämtliche Methoden, die Menschen mit Sprach- oder Kommunikationsstörungen helfen, sich durch Symbole, Bilder, Geräte oder Apps auszudrücken, wenn gesprochene Sprache nicht ausreichend ist.

Stichwortverzeichnis

Empfehlungen von Anika Morandin

Im Folgenden finden Sie weiterführende Informationen

Hilfreiche Webseiten

Gesellschaft für Unterstützte Kommunikation e. V.
Nettelbeckstr. 2
50733 Köln
0221 98945-217
www.gesellschaft-uk.org

autismus Deutschland e. V.
Bundesverband zur Förderung von Menschen mit Autismus
Rothenbaumchaussee 15
20148 Hamburg
040 5115604
info@autismus.de
www.autismus.de

Dachverband Österreichische Autistenhilfe – Kompetenz- und Therapiezentrum für das Autismus-Spektrum
www.autistenhilfe.at

Autismus Deutsche Schweiz – Verein für Angehörige, Betroffene und Fachleute
www.autismus.ch

Aspies e. V.
Menschen im Autismus-Spektrum
www.aspies.de

(Letzter Zugriff: 16.03.2025)

Buchtipps zum Weiterlesen

Phoebe Caldwell: *Mimetische Interaktion und Sensorische Integration. Ein Praxisbuch für alle, die Menschen mit schweren Autismus-Spektrum-Störungen betreuen.* DGVT-Verlag, Tübingen 2014

PD Dr. Susanne Huber: *Asperger als Chance. Die besonderen Fähigkeiten von Menschen mit Asperger erkennen und stärken.* TRIAS, Stuttgart 2023

Ellen Notbohm/Veronica Zysk: *1001 Ideen für den Alltag mit autistischen Kindern und Jugendlichen. Praxistipps für Eltern, pädagogische und therapeutische Fachkräfte.* Lambertus-Verlag, Freiburg 2019

Bibliografische Information der Deutschen Nationalbibliothek
Die Deutsche Nationalbibliothek verzeichnet diese Publikation in der Deutschen Nationalbibliografie; detaillierte bibliografische Daten sind im Internet über dnb.d-nb.de abrufbar.

Programmplanung: Celestina Filbrandt
Projektmanagement: Anja Bippus
Redaktion: Annette Barth
Bildredaktion: Marie Crämer
Covergestaltung: © Thieme
Layout: CYCLUS · Visuelle Kommunikation, Stuttgart

Bildnachweis:
Covermotiv und Bild S. 4: © CurvaBezier/stock.adobe.com – edited by Thieme
Autorinnenfoto: © Mathias Burger
Zeichnungen: Susi Schaaf, Bellheim
Die abgebildeten Personen haben in keiner Weise etwas mit der Krankheit zu tun.

1. Auflage 2025

TRIAS Verlag in Georg Thieme Verlag KG
Oswald-Hesse-Straße 50, 70469 Stuttgart

Satz: Fotosatz Buck, Kumhausen
Druck: AZ Druck und Datentechnik, Kempten

Gedruckt auf chlorfrei gebleichtem Papier
Printed in Germany

ISBN 978-3-432-12047-8
eISBN (ePub) 978-3-432-12048-5

1 2 3 4 5 6

FSC
www.fsc.org
MIX
Papier | Fördert gute Waldnutzung
FSC® C008457

Bewährte Strategien – **klischeefreie Tipps**

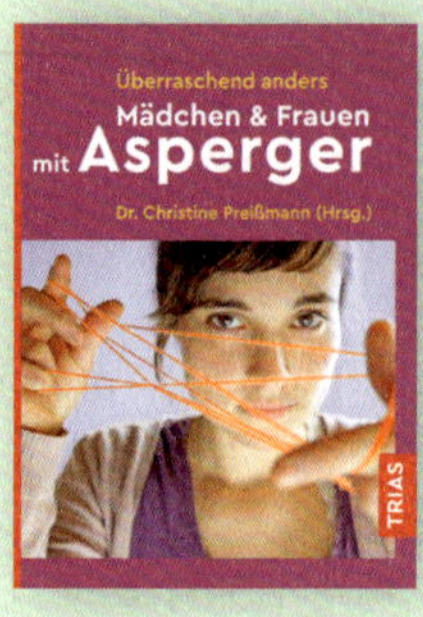

Christine Preißmann
Überraschend anders: Mädchen & Frauen mit Asperger

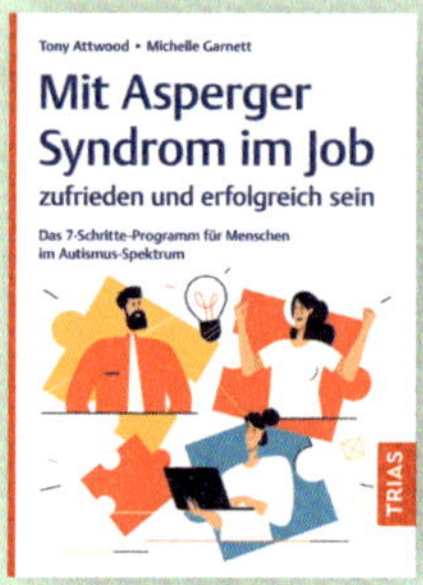

Tony Attwood
Mit Asperger im Job zufrieden und erfolgreich sein

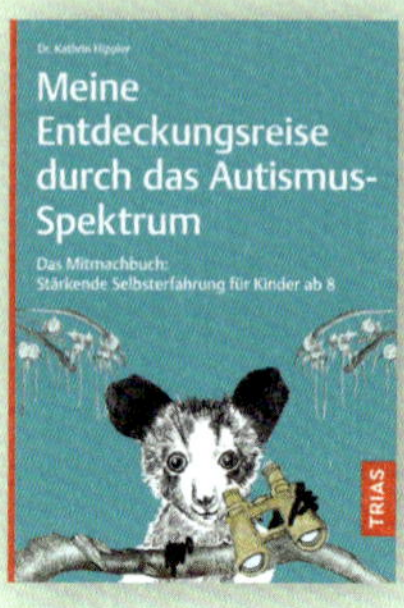

Kathrin Hippler
Meine Entdeckungsreise durch das Autismus-Spektrum

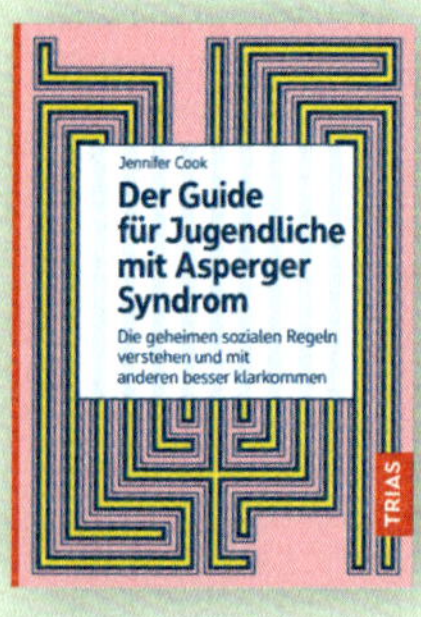

Jennifer Cook
Der Guide für Jugendliche mit Asperger Syndrom

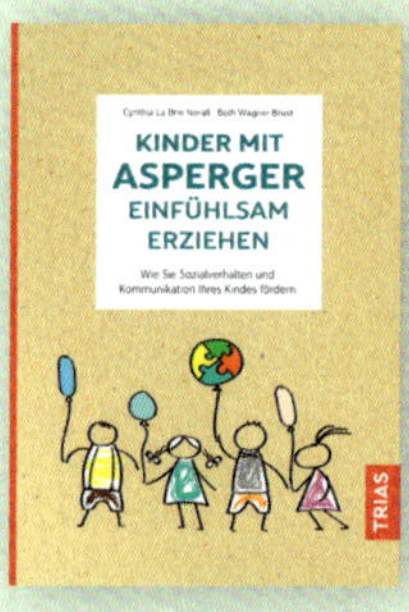

Cynthia La Brie Norall
Kinder mit Asperger einfühlsam erziehen

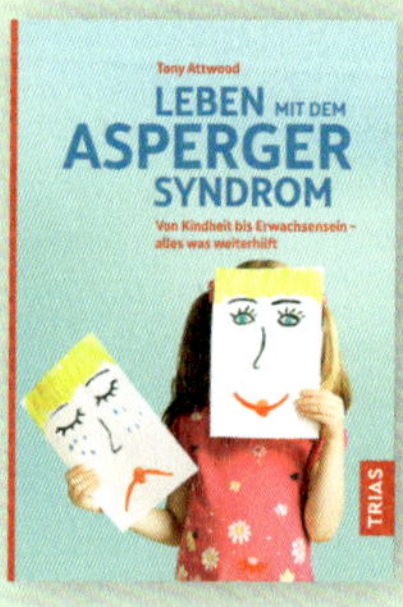

Tony Attwood
Leben mit Asperger

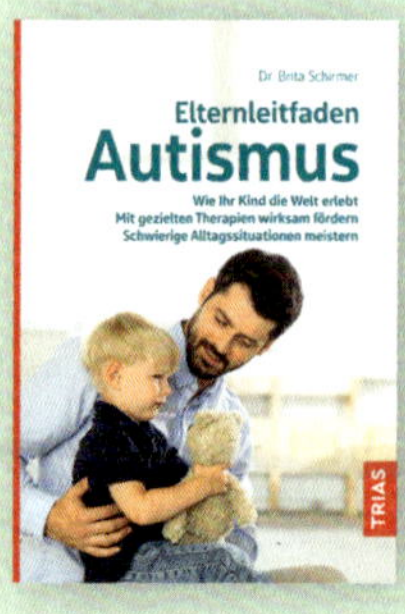

Brita Schirmer
Elternleitfaden Autismus

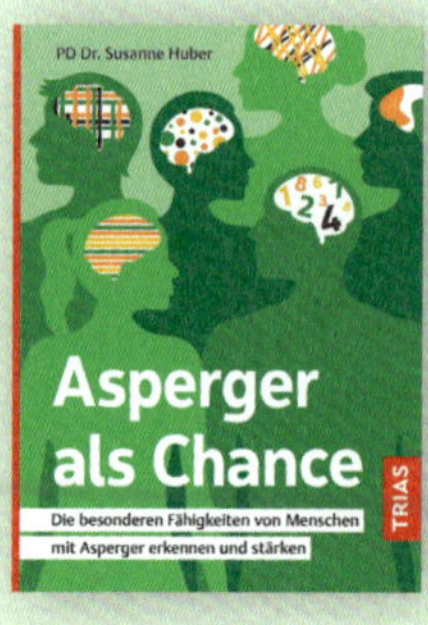

Susanne Huber
Asperger als Chance

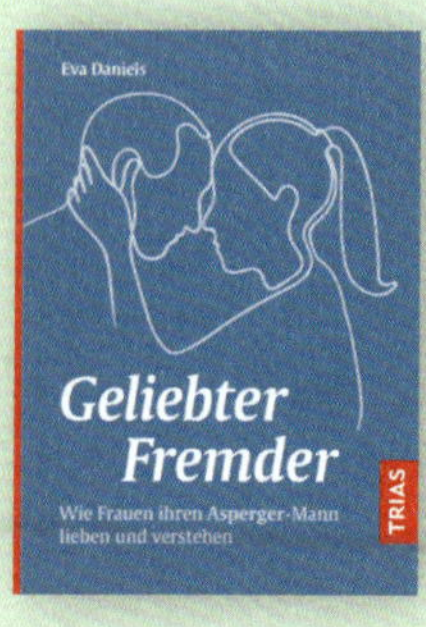

Eva Daniels
Geliebter Fremder

TRIAS

Mehr zum Thema „Autismus“ finden Sie hier
trias-verlag.de/autismus-spektrum